实用保健老偏方

男人烦恼全扫光

所列偏方简单明确，可速查速用

胡维勤 主编

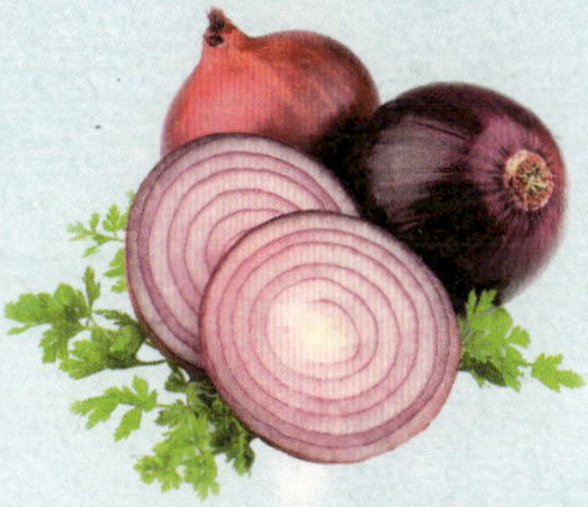

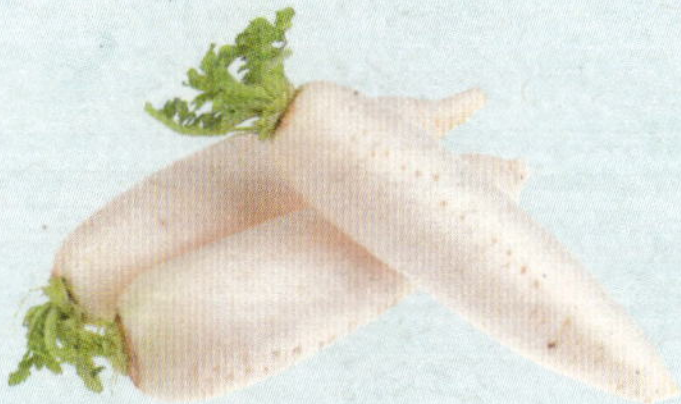

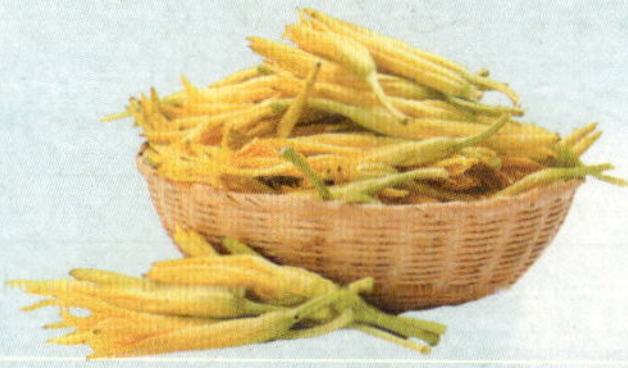

黑龙江出版集团
黑龙江科学技术出版社

图书在版编目（CIP）数据

男人烦恼全扫光 / 胡维勤主编. -- 哈尔滨 : 黑龙江科学技术出版社, 2017.6
（实用保健老偏方）
ISBN 978-7-5388-9133-1

Ⅰ. ①男… Ⅱ. ①胡… Ⅲ. ①男性－保健－土方－汇编 Ⅳ. ①R289.2

中国版本图书馆CIP数据核字(2017)第055217号

男人烦恼全扫光

NANREN FANNAO QUAN SAO GUANG

主　　编　胡维勤
责任编辑　王　姝
摄影摄像　深圳市金版文化发展股份有限公司
策划编辑　深圳市金版文化发展股份有限公司
封面设计　深圳市金版文化发展股份有限公司
出　　版　黑龙江科学技术出版社
地址：哈尔滨市南岗区建设街41号　邮编：150001
电话：（0451）53642106　传真：（0451）53642143
网址：www.lkcbs.cn　www.lkpub.cn
发　　行　全国新华书店
印　　刷　深圳市雅佳图印刷有限公司
开　　本　723 mm×1020 mm　1/16
印　　张　7
字　　数　180千字
版　　次　2017年6月第1版
印　　次　2017年6月第1次印刷
书　　号　ISBN 978-7-5388-9133-1
定　　价　19.80元

序言

男性的一生，要扮演三种角色：为人子要孝双亲，为人夫要爱妻子，为人父要育儿女。男性在社会中更要承受来自各方面的压力。然而，往往有不少男性在忙碌中忽视了自己的健康。调查权威机构数据显示，有近八成男性在身体出现轻微不适时都不会放在心上，通常会在病情趋向严重时才去医院看医生。而调查也发现，仅三成男性会一年进行一次健康体检，七成男性表示“自己很健康，没必要进行健康检查”。

男性是一个家庭的重要支柱。对于男性的健康，很多人不以为然，但是男性一旦发病，后果不堪设想。本书旨在为广大男性朋友提供一个方便实用的偏方治病指南，以帮助男性安全有效地防治常见疾病，使其远离疾病困扰。本书中很多偏方不仅有缓解疾病的作用，而且也可作为日常防病的良方。

民间自古就有“偏方治大病”的说法，对于忙碌而无暇顾及自己身体健康的男性朋友来说，偏方可谓是帮上大忙了。我国传统医学中独具特色的偏方，虽来自民间，但无一不闪烁着我国劳动人民的智慧结晶，不仅对男性朋友常见症状有食疗效果，而且对一些重症也有缓和的效果；偏方取材方便、经济实用，多采用一些常见的药材和姜、枣、鸡蛋等日常食物，用材简单、易找，且价格低廉；偏方操作简便，只需对药材或食物进行简单处理，如煎煮、泡酒、煮药膳或外敷，即可奏效；偏方不良反应小，因其多取材于人们日常饮食，所用的药材也是来自大自然的天然植物，且仅仅采用几味药材，甚至是单味药材治病，对男性朋友来说，不仅是食疗方，还是保健方。

本人将从医多年的临床经验及对民间偏方的所见所闻集合成册，针对男性生活中常见的小毛病，如形象打理、泌尿系统疾病、烟酒困扰、亚健康以及特殊职业疾病等诸多问题，以特效偏方对症治疗的形式呈现给广大男性朋友，书中所取偏方均删繁就简、贴近生活，更为实用。而且在“就医难、用药贵”的大环境下，本书提供的偏方具有无可比拟的经济性，采集、制作和服用，均能因地、因时制宜，所列偏方体例简明，可速查速用，是男性朋友必备的日常疾病速查宝典，男性朋友可根据自己的症状选择使用，让您远离疾病，在拥有成功事业的同时也拥有一个健康的体魄。

胡维勤

目 录

第一章 塑造男士好形象，偏方也能帮你忙

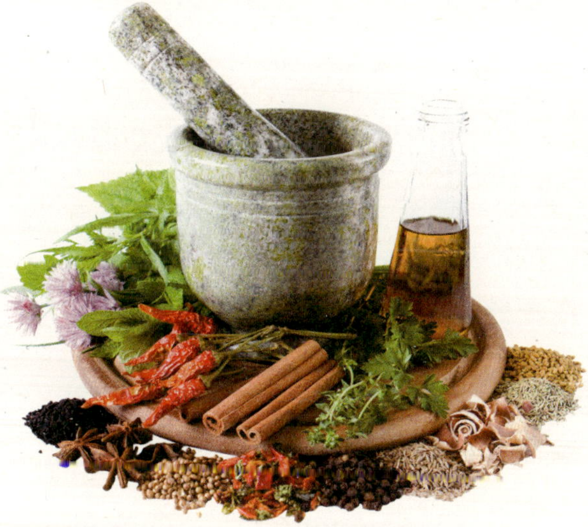

第二章 实用经典小偏方，轻松解决男科疾病

第三章 神奇古老小偏方，戒烟醒酒护肝肺

第四章　男性常见职业病，小小偏方全搞定

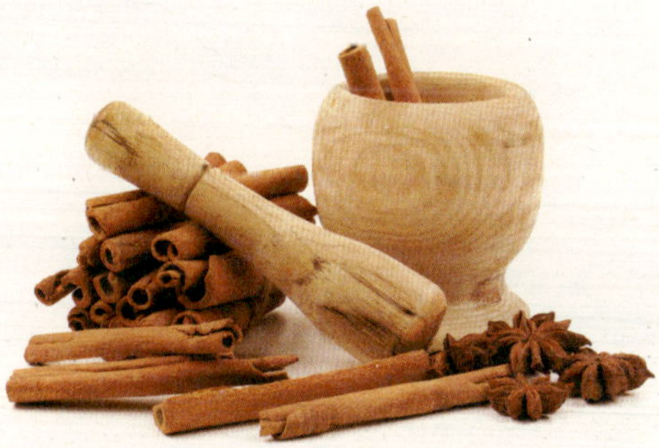

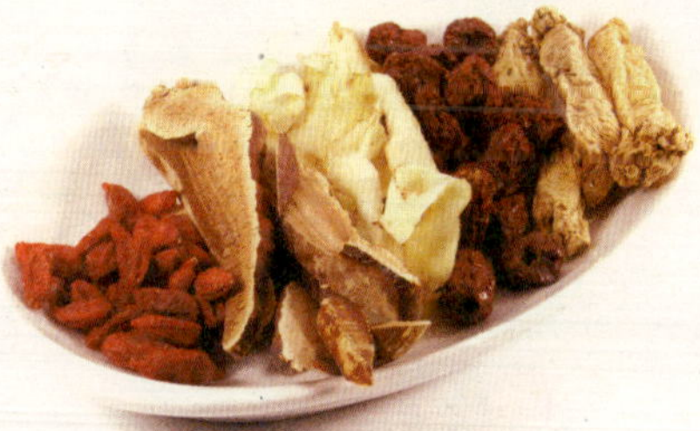

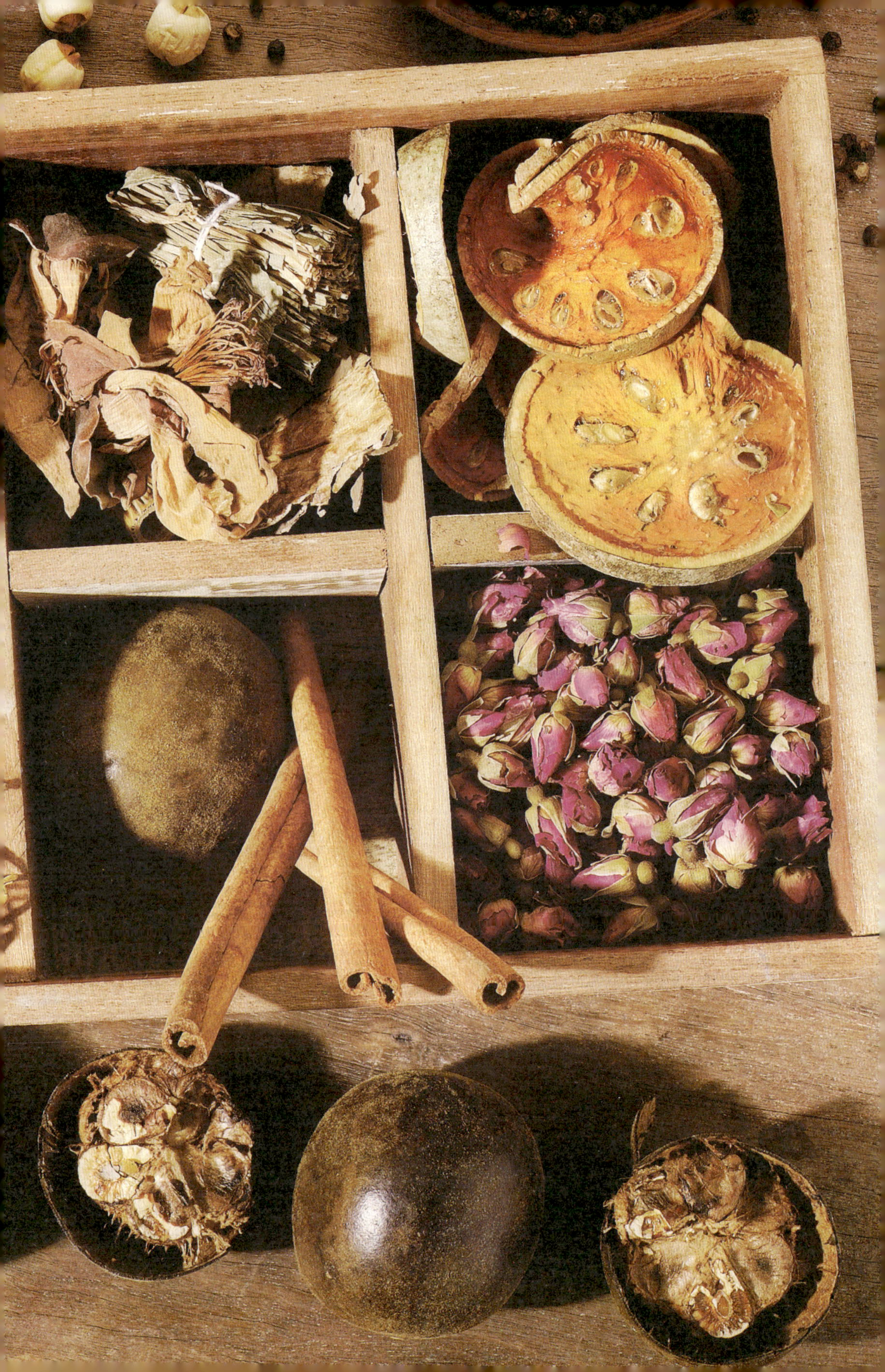

第一章

塑造男士好形象，偏方也能帮你忙

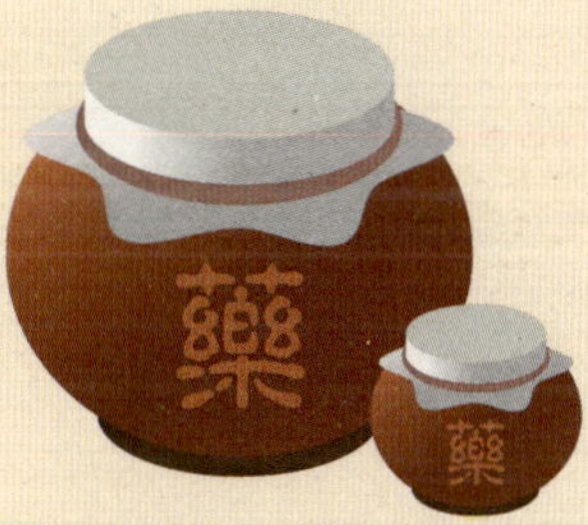

都说塑造良好的形象是女人一辈子的事业，然而随着时代的发展，男士形象的重要性也日益凸显。一张干净而自信的脸，一头浓密无屑的黑发，一个健硕匀称的体型……不仅能让您在工作中如虎添翼，给老板和客户留下最好的印象，也会让您在生活中更加自信、事事顺心，更多美好的境遇就会扑面而来。

本章介绍了6种生活中常见且十分影响男士形象的疾病，如脱发、啤酒肚、狐臭等。本章所收录的老偏方均遵循简单、实用、有效的原则，让您花最少的时间和金钱，收到最好的效果。

1. 常服仙人粥，告别少白头

症状	少白头	
偏方1	仙人粥 何首乌30～60克，红枣5枚，柴胡10克，红糖10克，粳米60克。先将何首乌、柴胡放入小砂锅内，水煎取汁液，去渣后放入淘洗干净的粳米、红枣，加水适量煮粥，粥熟后加入红糖即成。每天一剂，分两次食用，连食7～10天为一疗程，间隔5天再进行下一疗程。	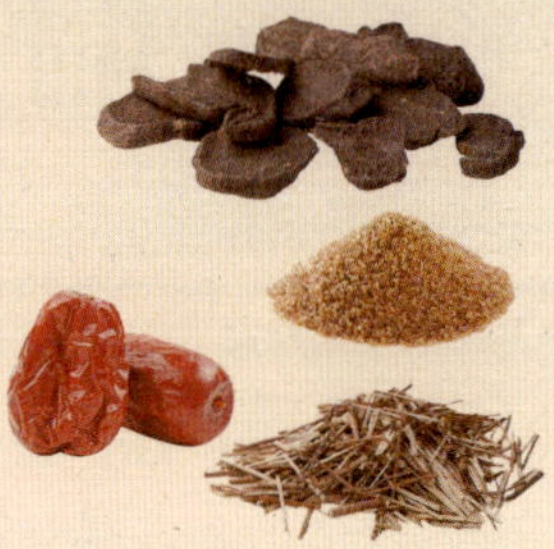
偏方2	姜蒜泥 大蒜两瓣，生姜一块。将以上两者捣成泥状，擦头皮，再用水冲洗，连续擦3～4个月，即可生效。	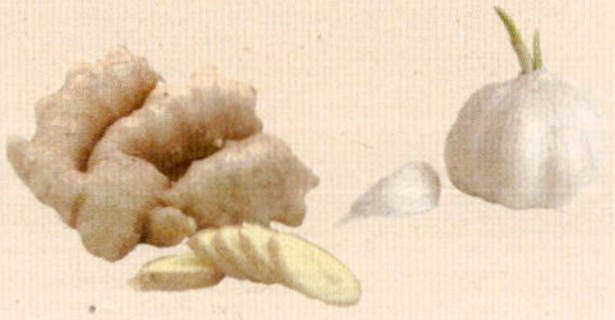

所谓“少白头”，即指“少年生白发”，相当于西医的“早老性白发病”。从字面意思可知此病在年纪不大时发病。最初头发有稀疏散在的少数白发，大多数首先出现在头的后部或顶部，夹杂在黑发中呈花白状。随后，白发可逐渐或突然增多，但不会全部变白。还有一部分人长时间内白发数量维持在一定范围内而不增加。

隔壁小王是国内某知名IT企业的一名技术骨干，为人勤恳、踏实，人也长得比较帅气。前两年刚升为部门副经理，随后就在女朋友和自己父母的催促下买房、结婚了。日子可以说是过得比较幸福的。就在一年前小王发现自己的后脑稀稀疏疏地长了一片白头发，由于工作比较忙，回家还要照顾自己的老婆（他老婆身体一直不好），就没有时间来管这个事。到了今年4月份的时候，小王突然惊慌失措地找到我，一边指着自己的头发，一边焦急地说：“胡医生，快帮我看看，我的白头发在这一两个月的时间内一下子就猛长了好多，太恐怖了。想去染发又担心染发剂里有化学成分，对头皮不好，所以就想找您看看。”听他讲完，我示意他坐下，然后给他把了把脉，又看了看他的舌苔。他右手尺脉较为缓弱，左手关脉则弦细，舌苔薄黄，舌体偏胖，一派肾虚肝郁之象。在中医看来，右手尺脉候命门，而命名又与肾息息相关，脉象缓弱，则表明有虚；左手迟脉候肝胆，脉弦则表明有肝郁之症。现在的年轻人工作压力越来越大，经常免不了加班、熬夜，精力严重透支，然而又无法及时进补，往往容易引起肾虚，加之心理压力过大和精神紧张，而没有有效地发泄与疏导，导致肝气郁结。

明确了病因之后，我给他开了一个方子，即仙人粥。此粥有养血疏肝、固精补肾、乌须黑发之功效，适用于须发早白和头发枯黄之人。

《滇南本草》上说，何首乌有“坚肾气”的作用，“肾主藏精，其华在发”，何首乌正是通过补益肾气达到乌发的目的，而在《积善堂方》中所载能治疗须发早白的名方“七宝美髯丹”中就有何首乌这一味药。柴胡，《药品化义》上说它“性轻清，主升散，味微苦，主疏肝”，《景岳全书》中所载主治肝郁气滞的名方“柴胡疏肝散”便是以柴胡为君药。红枣和红糖均有补血的作用，“发为血之余”，气血充足，头发自然就能得到很好的滋养。为了巩固疗效，我又给他推荐了一个外用方，即姜蒜泥方。

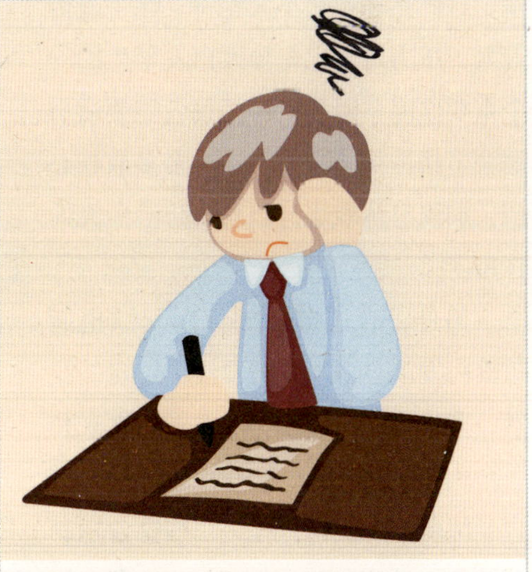
◎年轻人压力过大，容易生白发，应该多放松心情，加强身体锻炼。

3个多月后，小王头上白发早生的情况好了很多，白发基本上没有再增多，而黑发也渐渐地冒了出来。我告诉他，用纯天然的方法治疗少白头，有这样的疗效已经很不错了，不能操之过急。如果继续坚持下去，会有意想不到的收获。

用仙人粥作为食疗方治疗少白头的理由，上面已经做过解释，而用姜蒜泥擦头可以收到较好的效果，这主要是得益于生姜的自身特性。生姜中含有挥发油、姜辣素及树脂等物质。其中姜辣素为黄色油状液体，具浓烈的辣味，是结晶性姜酮及油状液体姜烯酮的混合物。由于生姜含有姜辣素，外搽后能刺激头皮血管，增强局部血液循环，改善头发早白和头发稀疏等症状。从中医理论上来讲，生姜性温，具有解表、发散的功效，所以外用生姜，确实能够增加局部的血液循环，刺激毛囊打开，促使新的黑发再生。大蒜则有杀菌消炎的作用，主要是用来改善头皮的局部环境。

此外，少白头者还可通过按摩涌泉穴作为辅助治疗。涌泉，属足少阴肾经上的一个穴位。《素问·阴阳离合论》说："少阴根起于涌泉。"意思是，涌泉穴是肾经的根基、源头。它位于脚底中央洼处（将脚趾用力向内弯曲时产生洼槽，然后用指压，感到疼痛之处即是），按摩时双脚每按压15次为一个疗程，每天做两个疗程。用这种指压法治疗少白头并非可立即见效，必须得坚持按摩。

人到了一定的年龄，由于人体新陈代谢变得低下，身体各项功能衰弱下来，头发会渐渐变得花白，是老年人的一种正常生理现象。而有些人年纪轻轻就出现白发，这俨然和年龄不大相符。除了遗传因素，压力过大也是导致白发早生的一个重要原因。因此，年轻患者需要适当地调节精神状态，工作之余多多放松心情，加强身体锻炼，以起到防治白发的作用。

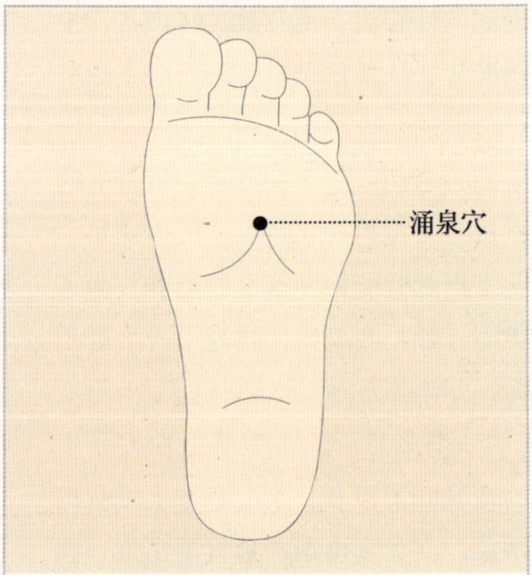

◎涌泉穴是肾经的根基、源头，常按摩涌泉穴可治疗少白头。

另外，合理健康的饮食习惯也能防治白发。患者平时需要注重饮食的质量，多吃些富含色氨酸、B族维生素和矿物质的食物。同时还应该尽量避免进食辛辣刺激性食物，杜绝一些富含精制糖的食物。

相关偏方

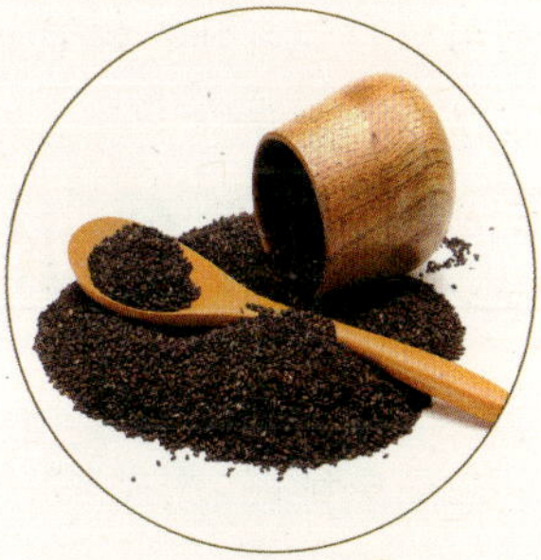

1.芝麻首乌粥：黑芝麻30克，何首乌15克，粳米60克。先将黑芝麻淘洗干净，晒干后炒熟研碎；何首乌切小块；以上两者与粳米兑水煮粥即可。每天一剂，分两次食用。

2.米醋黑豆糊：米醋500毫升，黑豆250克。黑豆用米醋煮，再煎如糊状，染发。

3.首乌制黑豆：何首乌15克，枸杞子30克，黑豆250克。何首乌、枸杞子煎水取汁，再下黑豆，并加水适量煮至黑豆熟透、汁收尽。每日早晚食豆10克。可用于肝肾虚损，早衰发白。

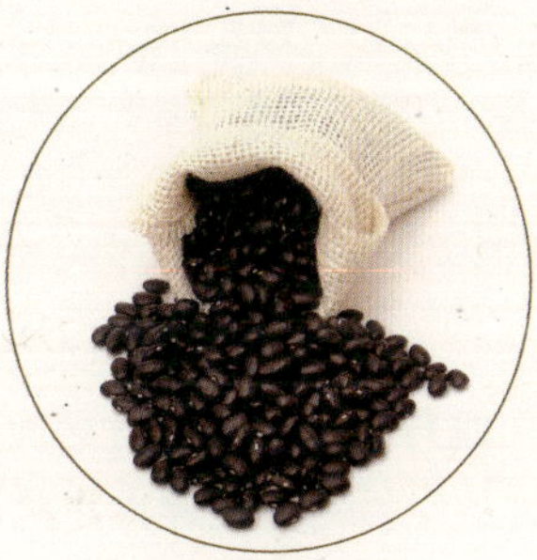

4.贞子巨胜汤：女贞子500克，巨胜子（就是胡麻，即黑芝麻，异名为脂麻、巨胜、乌麻、乌麻子、油麻250克。水煎，每次服20毫升，每日2～3次，温开水送下。适用于治疗阴虚血燥所致白发。

2. 苦参水洗头，脱发不用愁

症状	脱发	
偏方1	苦参水 取苦参90克，野菊花15克，白鲜皮9克，将上述药材加水煎沸，去渣，用药液趁热洗头。	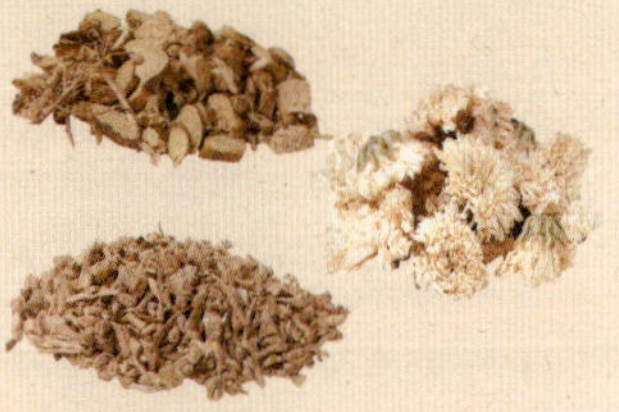
偏方2	桑麻百沸水 取桑叶、麻叶各500克，将上述药材放入米酒水中，煮百沸（百沸即久沸或多次煮沸），取水浴发。	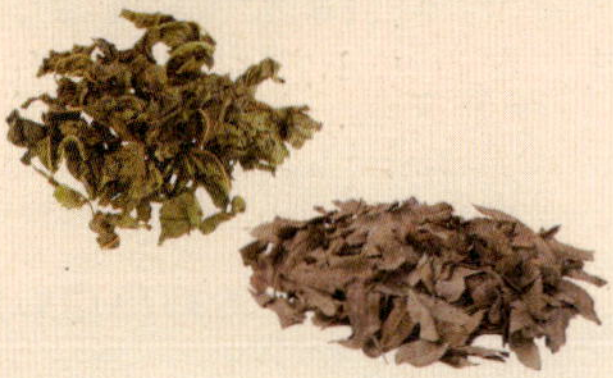

脱发，即头发异常或过度脱落，主要表现为毛囊萎缩，头发脱落、易断、油多无弹性，较为严重的情况是成片脱落。男性脱发，主要是前额与头顶部，前额的发际与鬓角往上移，前额与头顶部的头发稀疏、变黄、变软，终使额顶部一片光秃或有些茸毛。

脱发的原因有很多，①病理性原因，由于病毒、细菌、高热使毛母细胞受到损伤；②物理性原因，空气污染物堵塞毛囊，导致的脱发；③化学性原因，有害化学物质对头皮组织毛囊细胞的损害，导致脱发；④营养性原因，消化吸收功能障碍造成营养不良，导致脱发。任何人群皆可发病，脂溢性脱发以男性多见，且脑力劳动者多于体力劳动者。

老李40多岁，是一个建筑工地的包工头。他是一个典型的脂溢性脱发患者，头发油油的，夹杂着不少头屑，前额两侧的头发已经掉得差不多了，伴有中度的瘙痒症。

90%男性的脱发类型都属于脂溢性脱发。导致脂溢性脱发的本质原因至今医学上尚无明确定论。目前西医认为脂溢性脱发与人体雄性激素水平过高有关，但还没有行之有效的治疗方法。中医则认为其是湿热所致——湿热侵袭肌肤，使营养失调、腠理不固、脉络瘀阻、精血生化不利致使毛根不固而造成脱发。

看到老李的状况，我想到了一个方法并极力推荐给老李用——用苦参水洗头，详见偏方1。它主要是用来治疗脂溢性皮炎的，不过在临床上也经常用来治疗脂溢性脱发。这一个方法刊载在《中医皮肤病学简编》中，来源正宗，疗效可靠。

这个方法之所以有效，主要得归功于苦参这味药。苦参祛湿热、杀虫的功效，在《本草纲目》《本草从新》《本草汇言》《长沙药解》等多部医典中都有提及，并且它还有很好的治疗皮肤瘙痒的功效。《滇南本草》中说它能“疗皮肤瘙痒，血风癣疮，顽皮白屑”。皮肤湿热一除，自然脂溢性脱发就会好转。此外，现代药理研究表明，苦参还有着较好的抗菌作用——苦参醚提物及醇提物对金黄色葡萄球菌有较强的抑菌作用；苦参水浸剂对堇色毛癣菌、同心性毛癣菌、许兰毛癣菌、奥杜盎小芽孢癣菌等有抑制作用。

方子中的野菊花，主要用来巩固疗效，取其祛热解毒之功而加强泄热之力（《山西中草药志》中说其能“降火解毒”）。白鲜皮的作用与苦参较为类似，祛湿热的作用也较强。《本草原始》说：“白鲜皮，入肺经，故能去风；入小肠经，故能去湿。夫风湿既除，则血气自活而热亦去。”它通过祛风祛湿，使得人体内的血和气畅通无阻，气血畅通，邪热自然就排出了。

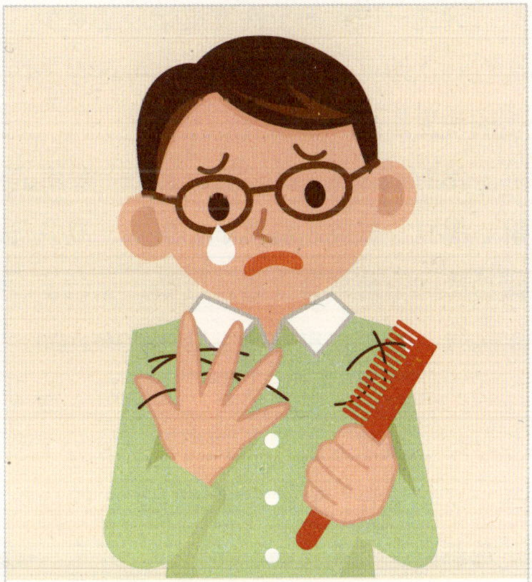

◎男性脱发绝大多数为脂溢性脱发，以脑力劳动者居多，患者不宜太过劳累。

一周过后，老李的脱发现象好了不少，最主要是头发变得干爽了，头屑也基本上消除了。治疗脱发是个长期的过程，需要患者慢慢调理，切勿病急乱投医，以免上当受骗又延误病情。

上面讲的苦参水洗头仅针对脂溢性脱发，不可不分病情一概而用。若是患者对自己的脱发类型不是很清楚，或者导致脱发的原因是多方面的，可以试试桑麻百沸水这个方法，详见偏方2。这个方法对各类型脱发都有一定的疗效。这是个古偏方，有确切来源。《千金方》中评价说："此方治头发脱落，常用不辍。"在这里普及一个小小的知识，"煮百沸"是古代人的说法，意思是久沸或多次煮沸，如古代的"百沸汤"就是指久沸的热水。一般来说，偏方中出现这个词，多半表明这个偏方由来已久，或在某本古籍中曾有记载。

预防脱发，不能仅仅只靠各种药物或食疗方，生活中也应注意其他方面的预防措施。第一，合理饮食，注意多从食物中摄取维生素和蛋白质。维生素缺乏是导致脱发的因素之一。此外，蛋白质的缺乏也是导致脱发的因素之一，会使头发变得越来越稀少，妨碍头发的健康生长。因此，合理的饮食既有助于头发的生长，又有助于身体的健康。第二，缓解心理压力，多锻炼身体。压力过重会引发各种身体疾病，包括脱发，使头发长期处于休眠期。所以预防脱发应避免过大的压力，平时多锻炼，养成良好的生活习惯。

不使用刺激性强的染发剂、烫发剂及劣质洗发用品。不使用易产生静电的尼龙梳子和尼龙头刷，在空气粉尘污染严重的环境中要戴防护帽并及时洗头。正确的洗发周期对于脱发症的治疗有很重要的意义，一般来说，油性发皮脂分泌较多，可1~2天洗一次；而干性发皮脂分泌量少，可3~4天洗一次；对于中性发，一般2~3天洗一次即可。此外，油性发可选择去污力较强的产品，而干性发宜选择温和营养型的洗发用品。

治疗脱发要抵抗毛发衰老，常用的中药材和食材有：何首乌、阿胶、黑芝麻、黑豆、核桃、葵花子、黑米、莴笋等；治疗脱发宜食具有补充肾气、调节内分泌功能的中药材和食材，包括：菟丝子、肉苁蓉、枸杞子、杜仲、女贞子、猪腰、羊腰等。宜多食用含有丰富铁质的食品，如瘦肉、菠菜、包菜、紫菜等；宜食含碱性物质的新鲜蔬菜和水果，如海带、葡萄、柿子、无花果等；宜食富含锌的食物，如牡蛎、板栗、核桃、花生等；宜补充维生素E，可抵抗毛发衰老，可食莴笋、包菜、麻花菜等；宜食富含维生素B_6的食物，可食土豆、豌豆、柑橘、蚕豆等。慎食辛辣刺激、肥腻食物，如辣椒、芥末、肥肉等；慎食酸性过强的食物，如牛肉、金枪鱼、奶酪等，更应少饮酒，特别是白酒。

最后关于男性最常见的脂溢性脱发，在这里还要多叮嘱几句：切勿用脱脂性太强的洗发水，也别过勤地洗头。古语有云：过犹不及。有的患者认为，头皮油脂分泌旺盛，造成油脂过多，从而需要增加洗头的次数，一天要洗三四次才好。实际上一般冬天3天洗一次头，夏天1～3天洗一次头是正常的洗头频率，油脂分泌多的可1～2天洗一次头，太频繁反而会增加对毛囊的刺激，导致皮脂分泌旺盛。洗头时间间隔太久则易滋生糠秕孢子菌，使脱发加重。

相关偏方

1.陈醋鸡蛋： 取老陈醋120毫升，煮沸半分钟，冷却后打入1个鸡蛋调匀，倒入瓶内密封七天。用棉签蘸此混合液涂擦患处，此方可治脱发。

2.双黄粉： 雄黄30克，硫黄60克。将药共研为细末，和匀，调猪油外敷患处，用力揉擦，使药力透入患处，每日换药1次。

3.鸡蛋黄油： 鸡蛋带壳煮熟，取出蛋黄，放在铁锅内煎熬，煎至焦黑，即可熬出蛋黄油，涂擦患处。

4.鸡内金粉： 鸡内金（炒研）100克。将药研成极细末，每次服1.5克，每日3次，饭前温开水送服。

5.首乌粥： 取何首乌30克，大米50克，冰糖适量。将何首乌放入砂锅中煎取浓汁后去药渣，然后放入大米和冰糖，将其煮成粥即成，食用。本方尤其适用于脱发久而不愈者。

6.车前草米醋： 车前草200克，米醋适量。将车前草全草焙成炭，浸入米醋，一周后用该药醋外涂患处，每日2～3次。

3.桑白皮醋方洗走头屑就是快

症状	头屑过多	
偏方1	桑白皮醋方 取桑白皮50克，陈醋100毫升，加水烧开后放至温热。先将头发洗干净，再用配置的药水洗头发。洗后不再清洗，以保持药效，连用5天即有效。	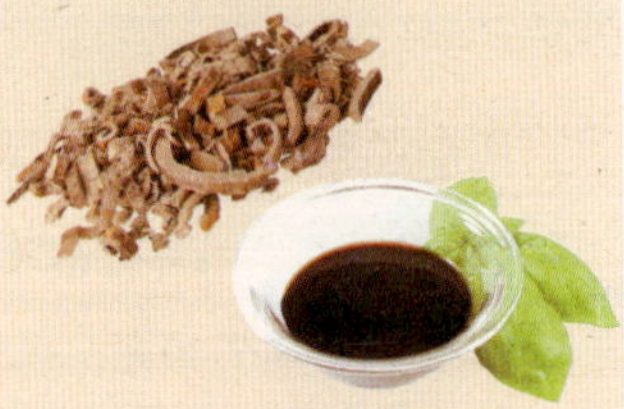
偏方2	皂角液 取皂角50～100克，捣碎，加水500～1000毫升煎成皂角液。先以温热水洗去头上灰尘及油脂，再以皂角液洗两遍，然后以清水冲洗干净。每周两次，连洗数周，头皮屑可消失。	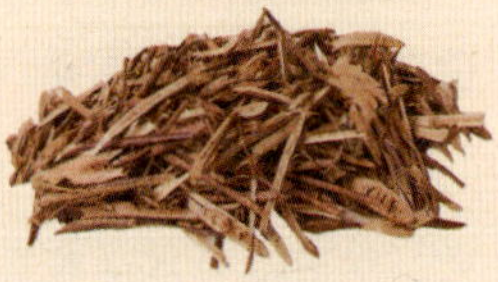

头皮屑是头皮表层的角质皮质细胞老化、剥落形成的，一般为薄片状。其产生的原因被认为与头皮表皮新陈代谢速度过快有关。有头皮屑一般会被认为是头发不洁，而多洗头的确对于减少头皮屑有所助益。如果出现大量的特殊状头皮屑（如：颗粒状、粉末状），可能是种病态表现。常见的可能是受到真菌，如马拉色菌属感染。马拉色菌属是人体的正常菌群之一，寄生于人体的表皮，以皮脂为食，可排泄出刺激性的副产品，加速细胞成长与更替。在某些因素作用下，它们会由腐生性酵母型转化为致病性菌丝型，此时便会产生炎症反应。发生在头皮上，就导致头皮屑过多、瘙痒，头皮上可见到鳞屑，略带油腻性。

头皮屑增多，中医称之为“白屑风”，是因“白屑层层飞扬”而定名。《外科真诠》一书中提到：“白屑风初生发内，延及面目，耳项燥痒，日久飞起白屑，脱去又生。”中医认为，“白屑风”大多由风热之邪外袭，导致皮肤失去滋润营养而干燥、脱屑所致。

前一阵有位地产商来看肝病（酒精肝），拿着我给他开的处方笺后，又顺口问有没有什么办法可以治治他头上过多的头皮屑。他说头上不仅有较大片的皮屑，还有许多粉末状的皮屑，较大片的皮屑好洗掉，但是那些粉末状的皮屑怎么都洗不掉，头皮经常比较痒。

听他说完，我便给他推荐了两个偏方，让他试一试。

第一个偏方是桑白皮醋方，详见前文偏方1。它能促进头皮血液循环，有固发作用，并可止头屑、头痒。

从西医角度来看，桑白皮中的某些成分具有较好的抗菌活性；而白醋中的醋酸也有杀菌作用，能治疗各种癣症，对马拉色菌属有一定抑制或杀灭作用。

第二个偏方即是偏方2，皂角液。

皂角，相信很多人都不陌生，它最先出自的典籍为《神农本草经》，古代人就常用它洗头。现代药理研究表明，其水浸剂（1∶3）对某些皮肤真菌也有抑制作用。此外，皂角含多种皂苷类成分，能够清热化湿、祛除多余脂肪、通畅阻塞毛囊，对防脱发和去屑效果颇佳，而且不会刺激头皮。从中医角度来看，皂角能祛风热，杀虫散结，风热一除，头皮又得到皂角的养润，皮屑自除。

那位地产商后来跟我反映，他两个偏方都有尝试，隔两天洗一次头，两个偏方换着洗，最显著的效果是头皮不痒了，而头屑也少了很多。此外他还收到了一个意想不到的效果——他的头发比以前黑亮多了。

若是有时候来不及煎药汁洗头，经常用砭石或牛角做的梳子梳头也是一个不错的选择。用砭石梳或牛角梳梳理头发，有按摩头皮的作用，可以疏通头部经穴，刺激头皮发根，故中国古代常有

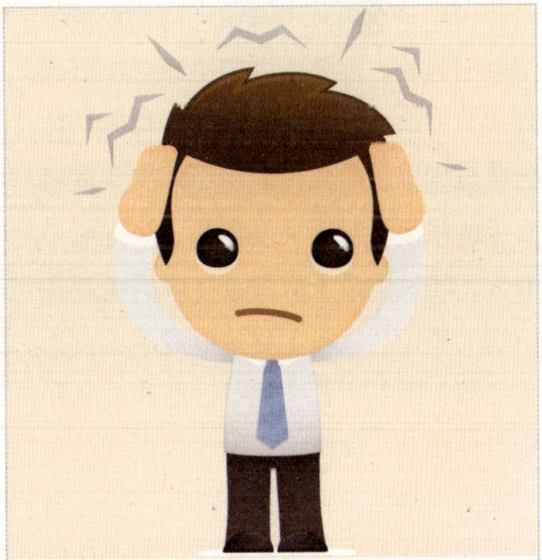

◎头屑产生的原因与头皮表皮新陈代谢速度过快有关，不宜过量食用油腻刺激性食物。

“发宜常梳”之说。而在梳发的过程中，梳子经过百会、太阳、玉枕、风池等重要穴位，可以疏通血脉，使气血流畅，从而改善头部毛囊下末梢的血液循环，促进头皮细胞新陈代谢，促使头皮细胞恢复正常的成熟过程，改善头皮微环境，减少皮脂旺盛的分泌，有效减少病理性头皮屑的产生，如能长期坚持，还可以延缓衰老。

用盐洗头也是一个适合大忙人使用的简单方法。此种方法不仅可以治疗头屑过多及脱发，按摩后还能促进头发生长。具体方法如下：

往温水里放一勺盐，搅匀。用淡盐水把头发润湿，充分湿润后，再取一些盐放在手心里，用少许水把盐打湿，用另一只手的食指及中指蘸手心的盐，插进头发中，轻轻按摩头皮。第一次会觉得无从“下手”，感觉按摩不到整个头皮，但只要有耐心，从前发迹开始按，一直按到头顶，再按到后脑勺，一路按摩下来，你会感觉头皮十分的舒服。一般盐的用量是一勺左右，最后再双手整体按摩几下就可以用水清洗了。这是洗发水之前的工作，然后就可以按正常的洗头方法用洗发水洗头了。

一两周后就有明显的效果，头皮瘙痒的症状也有明显改善。方法简单，但贵在坚持。用盐洗头治头屑的原理跟用桑白皮醋方洗头一样，靠的也是抑菌作用（食盐的抑菌作用）。

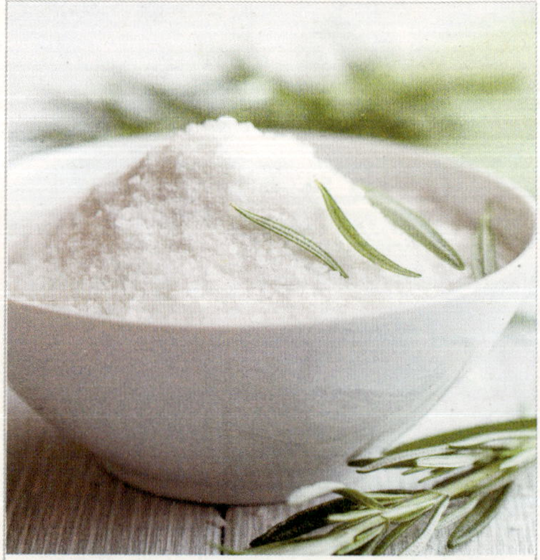

◎食盐有抑菌作用，因此用淡盐水洗头，亦可以治疗头屑过多。

由于头皮屑是由真菌（马拉色菌）感染引起的，因此，调整生活规律可起到调节、保护头皮自身平衡、抑制马拉色菌过度繁殖的作用，从而减少头皮屑发生的概率。对于头发偏油、头皮屑多的人，建议生活上应保证良好的睡眠和情绪的稳定。饮食上尽量以清淡饮食为主，减少摄入甜食、油腻性煎炸食品和刺激性食品，如辣椒、咖喱等；注意多吃碱性食物，如海带、紫菜；还应多吃一些富含维生素B_2的食物，如动物肝脏、鸡蛋、豆类；常食鲜奶、水果、绿叶蔬菜等也能起到护发、美发、减少头

蔬菜，减少一些肉食，可以让脂肪的摄入相对减少一些，蔬菜中含有的维生素和植物纤维可以促进体内的新陈代谢，其中植物纤维更有促进消化的功能。

临睡前，养成有意识地进行鼻腔呼吸的习惯。当结束了一天的疲劳工作之后，放松平躺在床上，不要立即入睡，按照一定的节奏用鼻子来呼吸，速度大概在每分钟50下左右，每晚坚持1～2分钟即可。这样做的目的是帮助腹部内脏脂肪的燃烧。每天保证8小时的睡眠可以有效减肥，多睡或者少睡的人发胖率都会相对较高。睡眠减肥主要是通过睡眠时间和睡眠的质量来影响激素的分泌，从而分解脂肪，使其燃烧，促进新陈代谢、消除水肿、刺激生长激素，以指导身体把脂肪转化为能量，达到有效减肥的效果，对消除啤酒肚亦效果显著。

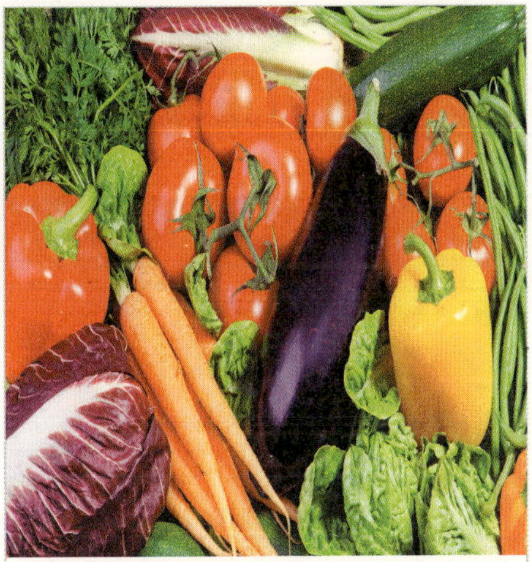

◎日常饮食中多搭配新鲜的蔬菜，营养丰富又有助于消化。

相关偏方

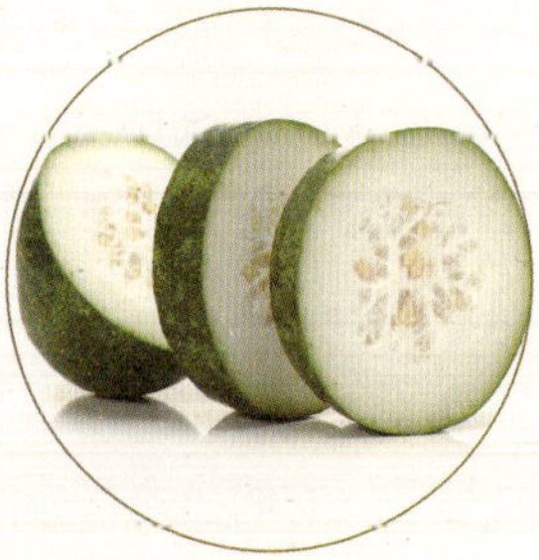

1.大黄枳实茶：取大黄、枳实、白术、甘草、茶叶各20克。将上药共研成细末，分成7份，每日服1份。

2.冬瓜薏仁粥：取冬瓜150克，薏苡仁50克。将冬瓜切成小块，与薏苡仁加水共煮，至熟为度。每日1次，顿服。

3.健身降脂减肥茶：取何首乌、泽泻、丹参、绿茶各10克。将前3味加水煎煮，取汁泡绿茶即可饮用，每日1剂。

4.茵陈减肥茶：取茵陈、金樱子、决明子、山楂、荷叶各等份。将上述药适当干燥后，粉碎成粗末，混合，装于瓷罐中封贮备用。每次取3～6克，用沸水冲泡5分钟，代茶饮，每日1次。

5.偏方除狐臭，自信满满正能量

症状	狐臭，腋臭	
偏方1	生姜雄黄酒 取生姜、雄黄酒各适量，先用热水洗净腋窝，接着用生姜擦腋窝，擦至皮肤轻度充血后涂雄黄酒。每天2次，连擦15天为1疗程。用生姜擦腋窝时，注意不要擦破皮肤。	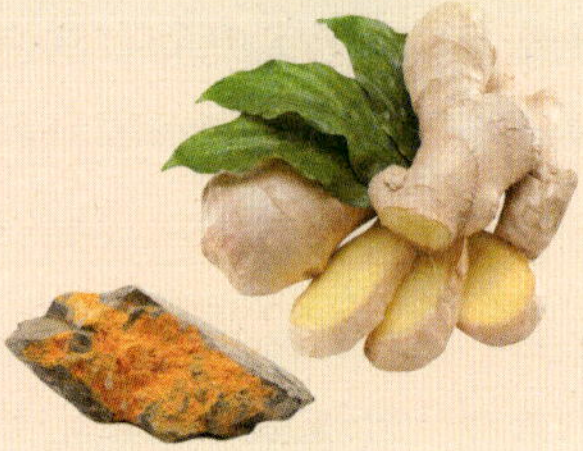
偏方2	西红柿汁 取一些新鲜的西红柿榨成汁，取500毫升西红柿汁，倒在一块毛巾上，将毛巾敷在腋窝处，坚持15分钟左右，每周敷2～3次。也可以将两腋洗净后，用西红柿汁浸透的药棉反复涂拭1～2分钟，每日早、中、晚共涂3次。	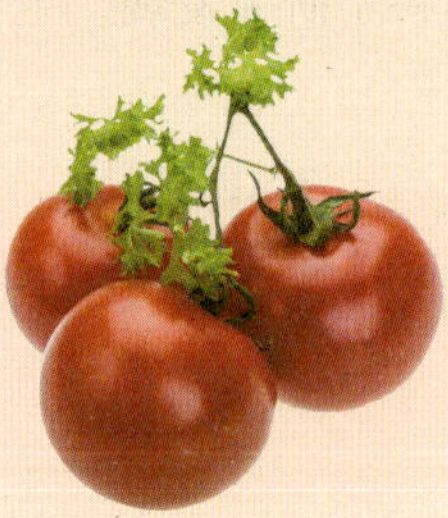

狐臭又称为腋臭、臭汗症等，是由于患者腋窝、外阴、口角等部位的大汗腺（又叫顶浆腺）排泄的汗液中脂肪酸含量比普通人高，脂肪酸达到一定浓度，经皮肤表面的细菌（主要是葡萄球菌）的分解，产生不饱和脂肪酸而发出臭味。因其和狐狸肛门排出的气味相似，所以常称为狐臭。大多数狐臭患者有家族遗传史，据统计显示，有明显遗传倾向的约占60%以上。

狐臭的人种学倾向特别明显，白色人种、黑色人种、棕色人种患有狐臭的占大多数，他们中没有狐臭反而少见，狐臭在这些人群中并不是疾病，在西方，狐臭的英文单词（B.O）body odor就是体味的意思。由于黄色人种的体味极轻，一旦谁的体味较重（狐臭明显），周围的人就感觉特别刺鼻，而且普遍认为这是一种疾病。患有狐臭，会因此形成较重的心理负担，影响婚姻、就业、升学、交友等，很多患者因此造成性格、情绪的不正常，狐臭就真的变成了一种疾病——心理疾病。狐臭能够持续很长时间，可以从12岁一直持续到50多岁。现在的手术治疗一般是通过破坏大汗腺的方式治疗，虽然在短期内可以取得一定的效果，但是复发率很高。所以，中青年男性患有狐臭后，应该寻求更有效的治疗方法。

李先生从27岁起便成了环卫工人的一员，如今已是10个年头过去了。并不是他没有能力找到更好的工作，而是他患有狐臭，备受别人的嫌弃。从李先生知道自己患上狐臭的那一天起，李先生就没放弃过寻找治疗的办法，但是尝试了内服药、外用软膏等很多种治疗方式，李先生的狐臭依然影响着他的日常生活。这让李先生感到很沮丧，甚至他认为只有每天在大街上工作的环卫工人，才有可能不因为狐臭而引起他人的厌恶。虽然沮丧，李先生依然没有放弃寻找治疗的方法。两个多月前，李先生来中医院找到我。了解完李先生的情况后，我就给他开了一个简单实用的方子——生姜雄黄酒。其具体用法见文前偏方1。

科学研究发现，生姜能起到某些抗生素的作用。生姜提取液具有显著抑制皮肤真菌和杀死阴道滴虫的功效，可治疗各种痈肿疮毒。雄黄酒是用研磨成粉末的雄黄泡制的白酒或黄酒，外搽可解毒、杀虫，用于治疗恶疮、蛇虫咬伤等，效果较好。

连用两个疗程之后，李先生欣喜地告诉我，他发现自己腋下变得干燥了，汗液也明显减少了，他身边的朋友也表示基本上闻不到那股难闻的味道了。

小杨今年28岁，前不久又失恋了。并不是小杨长得不够帅，让他频频失恋的罪魁祸首是自青春期后就被发现的狐臭，那逐渐加重的异味，也将异性挡在了他的生活之外。除了让他惧怕的手术，小杨几乎尝试了各种方式——在两侧腋下擦药、口服治疗

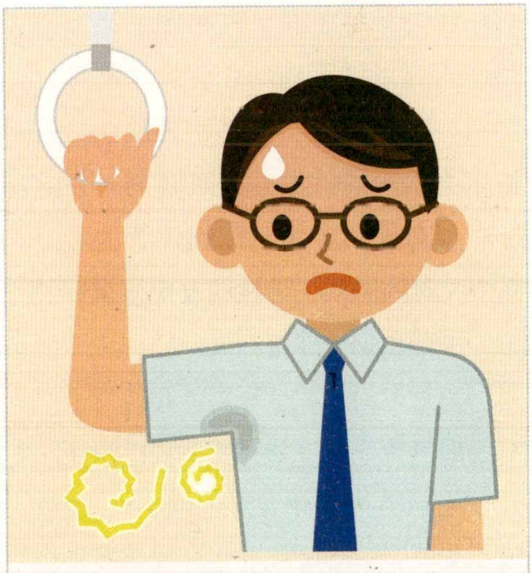

◎狐臭容易给人造成严重的心理负担，一定要及早治疗。

腋臭的药物、激光治疗等，还是没能彻底除去身上的味道，而且异味还一天比一天更浓了。尤其是夏天的时候，他每次都得穿上很厚的长袖、喷上很浓的香水才敢出门。前不久，小杨来就诊时，一脸的郁闷。我跟他说，其实狐臭并不难治，最重要的是端正心态，不要觉得狐臭是什么见不得人的病；其次要保持心情乐观。随后我便告诉他一个可以巧用西红柿减轻狐臭异味的方法。具体操作见文前偏方2。小杨将这个方法坚持了3周的时间，再来复诊时，狐臭的异味减轻了很多，已经没有以前那么强烈了，腋下也很少流汗了。西红柿，别名番茄、洋柿子，古名六月柿、喜报三元，果实营养丰富，具特殊风味，其主要成分番茄红素具有很强的抗氧化活性，可以抗衰老、降低心血管疾病的危险性、防癌抗癌、治疗真菌及感染性皮肤病等，同时美国医学界的人士研究发现，西红柿汁对于消除狐臭也有一定的功效。

除了以上中药方剂和食疗方治疗狐臭之外，还可用艾灸的方法来祛除狐臭，也是很有效果的。艾灸的具体操作方法如下：用剪刀或其他工具将病变部腋毛除净，并且进行常规消毒；找寻较粗的汗腺，并用棉签蘸雷夫诺尔液做好标记；然后将药用艾条点燃，隔蒜片灸（大蒜头干、鲜均可），使腋下局部有温热感，以没有灼痛为度。每次灸20～30分钟，灸后皮肤表面微红，粗大汗腺较原来缩小，一般2个疗程后，病变区排汗和臭味均会减少，3个疗程后，基本会痊愈。

雷夫诺尔溶液，也叫利凡诺，一般药店都可以买到。它有杀菌消毒的作用，对皮肤没有明显的刺激性，是临床上常用的外用杀菌防腐剂，在这里主要是做标记用。值得注意的是，在用艾灸的时候：男性朋友应该呈仰卧位，手臂在脑后伸直。大蒜要切成厚度为1～3毫米的蒜片，并用针在蒜片中间部位刺出数个孔，放在腋下较粗的汗腺处。之后就可以用艾条悬灸20～30分钟，艾灸完毕后可敷上些许冰硼散来清热消毒。

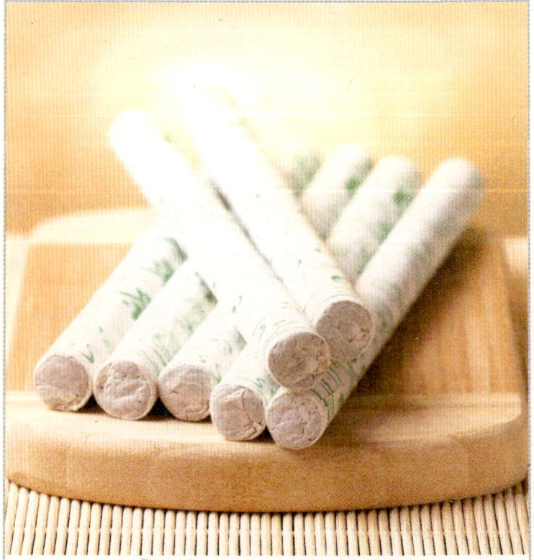

◎艾灸治疗狐臭是一种全身性的调理方法，是最安全和最绿色的方法。

狐臭患者除了坚持治疗外，日常生

活中也应注意：①注意个人卫生，勤沐浴、勤换衣。②衣着要透气凉爽，出汗后及时擦干，并选用合适的爽身粉及外用药物。③忌辛辣刺激食物，戒烟戒酒。④每天用肥皂水清洗几次，破坏细菌生长环境。

最后要提醒男性朋友的是，平时要保持精神愉快。情绪也是决定体味的重要因素，道理很简单：心理紧张、窘迫时，鼻翼、腋窝、腹股沟及生殖器周围等处的大汗腺及全身各处的小汗腺分泌活跃，葡萄球菌分解加快，短链脂肪酸产生增多，而这种物质正是狐臭的主要制造者；而人在心静、气顺、欢愉的情况下，短链脂肪酸的生成减少，丁酸酯等“香素”分泌增加，即使平时有狐臭的人，臭味也可以大大减轻。

相关偏方

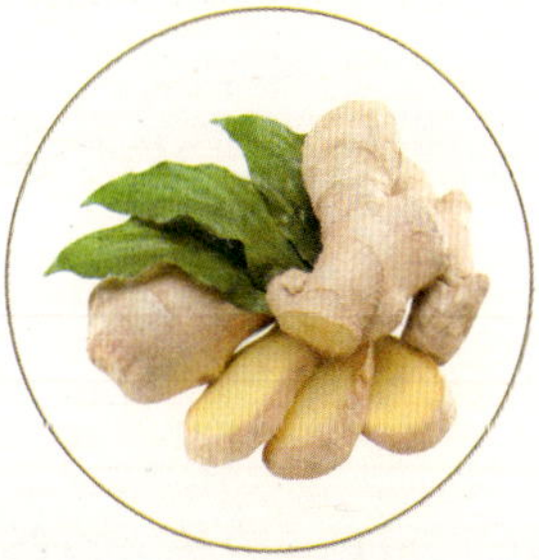

1.生姜片：取一块生姜，切片搽患处，每日1～2次。

2.山药片：取山药适量，切片搽患处，每日1～2次。

3.密陀僧枯矾粉：取密陀僧、枯矾各适量，研成粉末，并取适量搽于患处，每日1～2次。

4.滑石陈石灰：取滑石、陈石灰各30克，研成细末后搽于患处，每日1次。

5.醋酸洗必泰：取醋酸洗必泰4克，95%酒精100毫升，香水适量。将上述液体调匀，涂于患部，2天涂一次，一般用药10～15次后即可收到明显效果。

6.胡椒桂圆核：取胡椒50粒，桂圆核12个，研成细末，调匀后敷腋窝部，每日1次。

6.药王除臭方，清新口气心舒畅

症状	口臭	
偏方1	药王除臭方 取生姜50克（暴晒后炒制），香附（醋制）75克，党参50克，槟榔、枳实各30克，山楂5枚，每日1剂，煎服，分早晚2次饮。	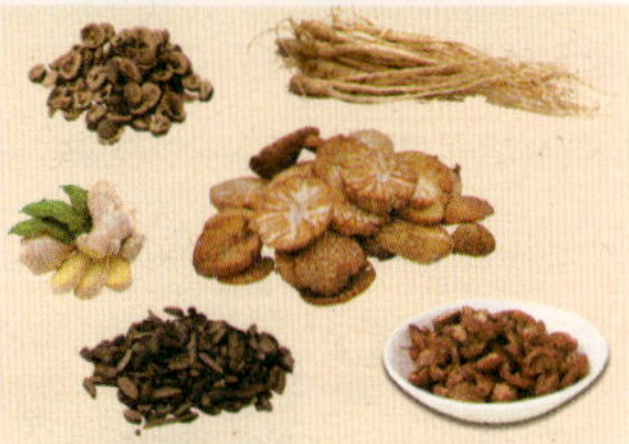
偏方2	桂花茶 取干桂花2克，绿茶5克，以沸水冲泡6分钟，即可饮用，口臭情况较轻者早晚各饮一杯即可；口臭较严重者可以频频饮用，待情况有所改善，可以逐渐减少喝茶的频率。	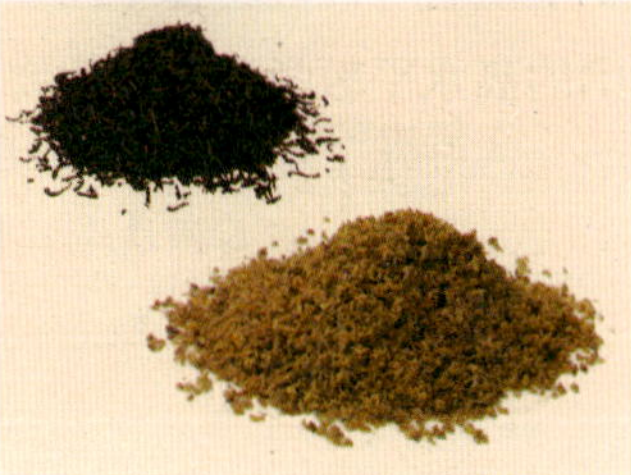

口臭（也称“口气”）是指从口腔或其他充满空气的空腔中，如鼻、鼻窦、咽，所散发出的臭气，它严重影响人们的社会交往和心理健康，WHO已将口臭作为一种疾病来进行报道。调查显示，中国口臭患病率为27.5%，而在西方国家，则为50%。全球有10%～65%的人曾患有口臭。中医认为病理性的口臭，一般都是由胃火、食积、热痰和虚热等原因引起的，而多数男性本身就是阳性体质，因而比较容易引发口臭，再加上吸烟、饮酒、压力大、不注意口腔卫生等，就使得男性更容易患口臭。中医上，口臭分为以下几种类型：

1.胃火型口臭，多由火热之邪犯胃所致。其症除口臭外，兼有面赤身热、口渴饮冷，或口舌生疮，或牙龈肿痛、流脓出血等。

2.食积型口臭，多由过饱伤胃、缩食停滞胃中引起。其症如口出酸腐臭味、脘腹胀痛、不思饮食、嗳气口臭等。

3.热痰型口臭，多由热痰犯肺，或热痰郁久、化脓化腐引起。其证除口臭外，兼有咳吐痰浊或脓血、胸痛短气等。

4.虚热型口臭，多由阴虚生内热所致。口臭而兼见鼻干、干咳、大便干结，为肺阴虚弱之候。当清润肺脏。口臭而兼见心烦不安、失眠多梦、肌肉跳动、爪甲不华，为肝之阴血亏损。口臭而兼见腰腿酸软、多梦遗精、口干咽燥，夜间尤甚，为肾阴虚损，相火妄动之症。

多数人都会有程度轻重不一的口臭。较轻微的口臭对日常的工作和生活并没有明显的影响，有的人通过他人的反应才知道自己有口臭，而口臭严重的人自己和周围的人都能嗅到。口臭虽然不是什么大病，却使人不敢与他人近距离交往，影响正常的人际交往和情感交流，并容易使人产生自卑心理。

小萧是某县城一中的英语老师。有10年的教龄，经过多年的钻研的小萧，教学水平有口皆碑。每年高考结束后，小萧都会收到很多学生寄来的贺卡，感谢林老师的高水平教学和精心教诲。但最近两年来，小萧感到很尴尬。因为是教师，自己要在自习课上经常给学生单独辅导，需要近距离面对学生。每当这个时候，面对着自己孩子般的学生，小萧就会为自己的口臭而尴尬。自己学富五车、口若悬河，但和学生交流时的口臭让自己的形象大打折扣。为了这个问题，小萧自己没少想办法。小萧先是戒掉了自己爱吃大蒜的习惯，烟也很少抽了，后来自己又买了口香糖，随时放在自己的口袋里，在自习课上课前嚼一块。刚开始还有效果，但过一段时间后，口臭还会出现。小萧来中医院找到我诊治，想把口臭这个毛病彻底治好。我仔细询问小萧的情况后，认为小萧的口臭不是因为吃蒜造成的，也不是因为抽烟造成的，而是因为小萧的消化系统出了问题。原来长期伏案工作，

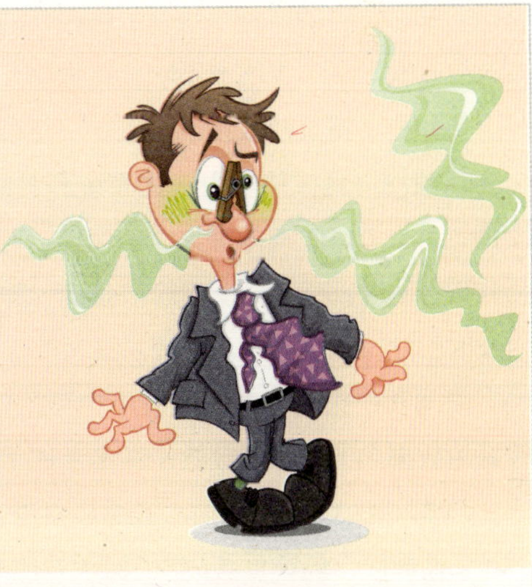

◎口臭影响人与人之间的正常交流，平时要注意预防。

小萧近年来的消化很不好，总是感觉到腹胀、肚子有沉坠感。要想治疗口臭，首先要解决小萧的消化问题。

在我的建议下，小萧调整了自己的饮食结构，做到定时定量、多菜少肉、粗细搭配。配合连续服用方药3个疗程，小萧的口臭不知不觉消失了。具体的方药用法用量如前所述的药王除臭方。此方最初来源于药王孙思邈的千年古方，经临床证实，该方天然无毒，能清除口腔、胃肠内虚火，排除脏腑秽气，铲除口臭根源。

现在，小萧再也不为自己的口臭而烦恼了。他可以近距离和学生们坐在一起，为如饥似渴的学生们讲解知识，小萧感到惬意而又自豪。此外，常喝桂花茶就是个可以帮助清新口气的偏方，这不仅在民间广为流传，在医学书籍中也有所记载。《全国中草药汇编》里提到，桂花性味辛温，入肺、大肠经，煎汤、泡茶或浸酒内服，能够温中散寒、暖胃止痛、化痰散瘀，多用于缓解与治疗咽干口燥、口臭牙痛、咳喘痰多。由于桂花性味辛温，因此在治疗口臭时最好用性质偏凉的绿茶与其相配，具体用法见文前偏方2。

口臭，究其原因有饮食性和病理性之分。

饮食性口臭包括：食入某些本身具有异味的食物，如大蒜、霉变食物（如霉豆腐、霉百叶、霉菜梗等），而在口腔中留有异味，本人或旁人都能闻到；还有的是由于抽烟、嗜酒或过嗜甜食（糖在口内酵解），使口内产生异味。这些口臭者只要改变饮食习惯，少吃或不吃上述食物，食后漱口刷牙，或嚼口香糖，或用茶水漱口，再拿一小撮茶叶放在口中咀嚼，便可使口臭减轻或消失。

病理性口臭往往是由消化系统和呼吸系统疾病所致，如齿龈炎、龋齿、口腔溃疡、舌炎、口腔霉菌感染、食管炎、胃炎、十二指肠炎、胃及十二指肠溃疡、便秘和慢性的肺部感染、支气管扩张症、肺脓肿等。这种口臭则需针对不同的疾病给予及时治疗，病愈则口臭自消。

民间和中医药书集中载有不少可治口臭的方药和单方，针对性地选用能收到较好的效果。下面介绍数款，供参考试用。

1.鲜芦根50克洗净，加水煮沸后去渣，当茶饮服，一般口臭者可常饮用。

2.火麻仁、郁李仁各6克，加水煮煎，去渣喝汤。可在睡前顿服，特别适合于口臭兼便秘者。

3.取百合、绿豆各50克，加水煮汤，可加糖服用。有慢性呼吸道疾病，如慢性支气管炎、肺脓肿等引起的口臭者，可常服用。

生活中出现口臭要注意以下几点：少吃油腻、刺激性强的食物；注意口腔卫生，多刷牙、漱口；饮食要保持规律，定时定量，多食清淡易消化的食物，并且保持愉悦的心情；坚持每天清晨在阳台或公园做深呼吸锻炼；为促进唾液分泌，可咀嚼青橄榄、话梅等水果，还可用小叶麦冬、甘草泡茶喝；每天清晨空腹喝一杯温盐开水，可调节胃肠功能，有利于消除口臭。

相关偏方

1.藿香佩兰饮： 取藿香、佩兰各10克，煎汤去渣，含漱。口臭较重者可含漱1分钟左右再缓缓咽下。

2.山楂茶： 生山楂10克，陈皮6克，生甘草4.5克，煎汤当茶喝。有消化系统慢性病（如胃炎、口腔炎、食管炎、肠炎等）同时伴有口臭者可用。

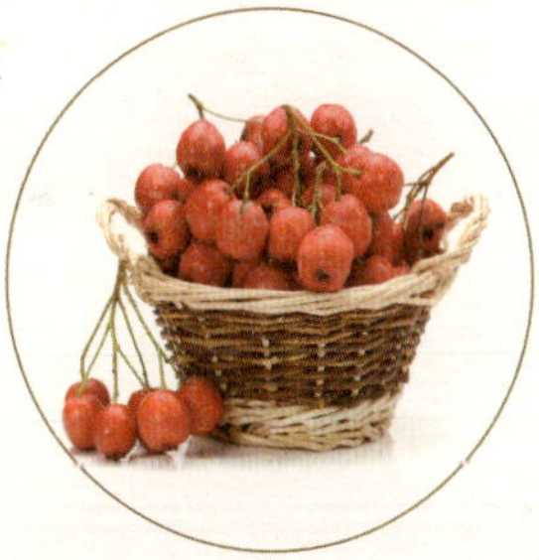

3.桂花子： 取桂花子3克，水煎漱口，每日3次。

4.公丁香： 取公丁香2个，含在口中，时时含之，可除口臭。

5.佩兰煎： 取佩兰15克，水煎服，每日1剂，每次煎10分钟，含漱或者内服。

6.三香煎： 取木香10克，公丁香6克，藿香、白芷各12克，葛根30克，水煎（不宜久煎），分数次含漱。每日1次。

7.竹皮： 取竹皮适量，以砂锅焙干研末，用其刷牙，可去口臭。

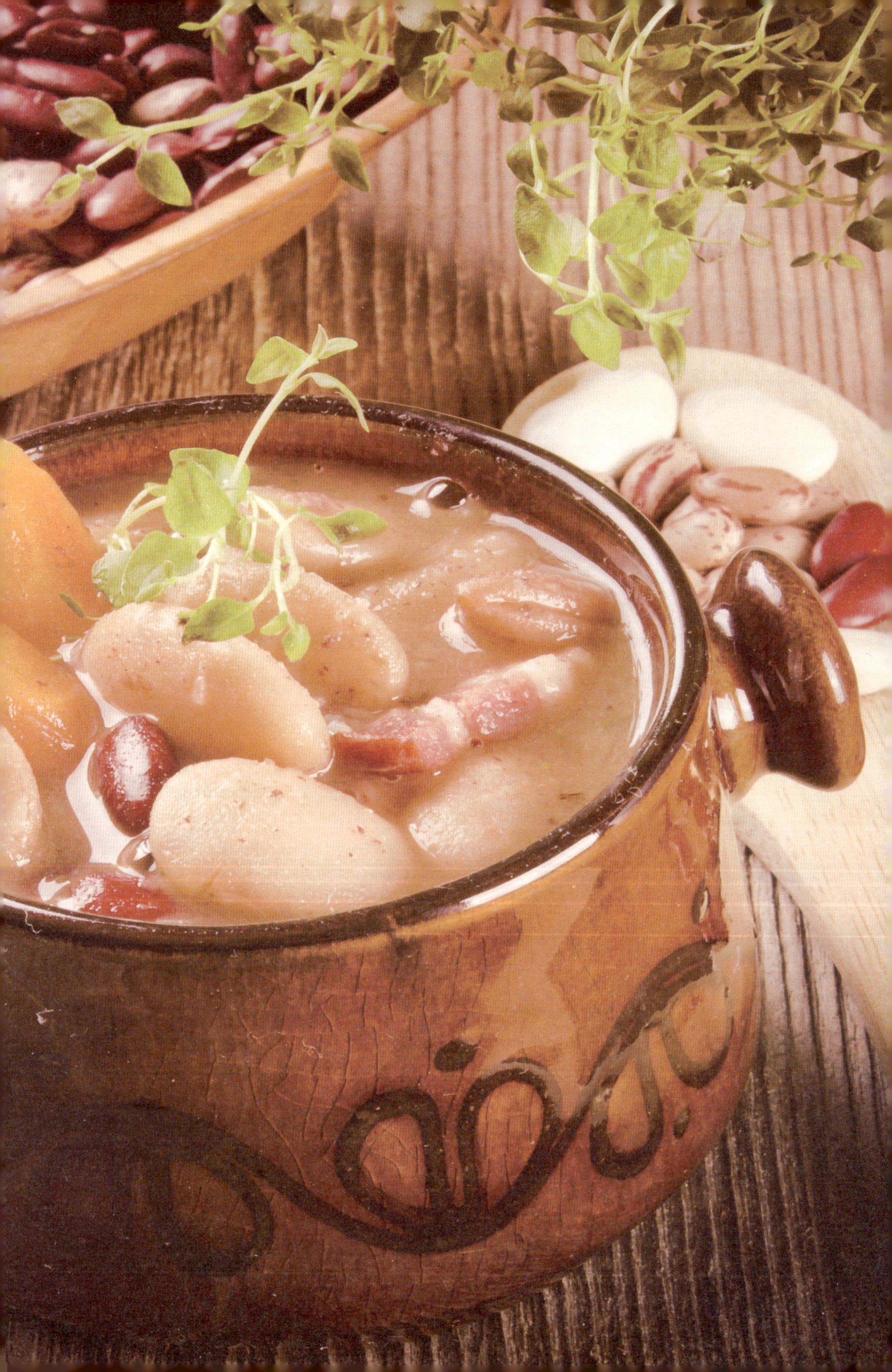

第二章

实用经典小偏方，轻松解决男科疾病

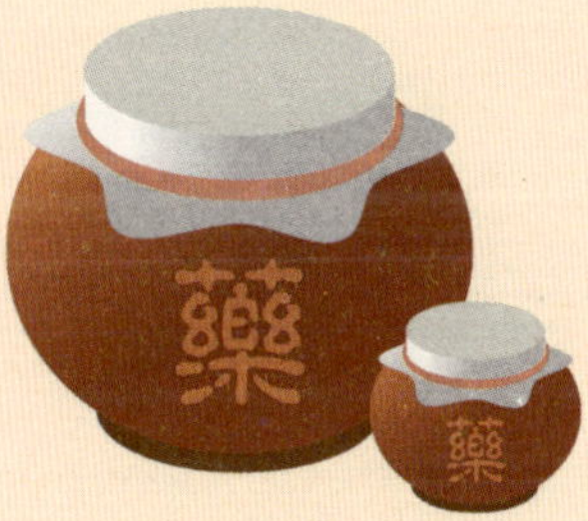

男科无论是在中国，还是其他国家，起步都较晚。虽然祖国医学早有“男科”内容，但从未成为系统专科，亦无人整理提高，男科直到20世纪70年代才发展为一门现代医学专科。男科的发展缓慢跟男士的好面子、讳疾忌医等心理和对疾病认识不足息息相关，正是由于这种不重视的心态，往往导致“养痈成患”，造成心理上和生理上的极大痛苦。

本章精选了一些男科治病疗养的老偏方，操作起来简单易行，希望对广大男性朋友有所助益。

1.防治前列腺炎就喝淡竹叶饮

症状	前列腺炎，慢性前列腺炎，非细菌性前列腺炎	
偏方1	淡竹叶饮 淡竹叶、木通、灯芯草各10克，加水煎沸15分钟，滤出药汁，再加水煎20分钟，去渣，两煎药液兑匀。分2次服，每日1～2剂。	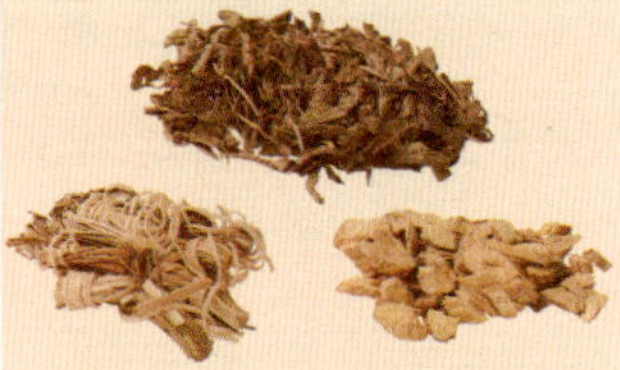
偏方2	甘草梢泡水 取甘草梢5克，将其剪成小段，用开水冲泡频饮。每日要换一次，久饮能医治前列腺炎、前列腺肿大和疼痛。	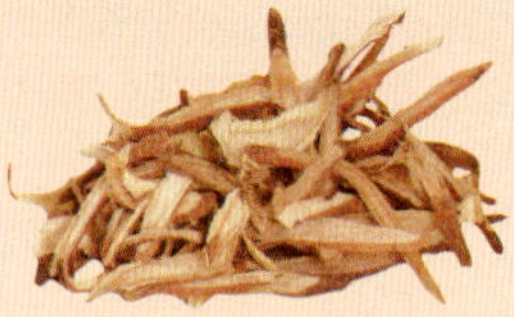

前列腺炎是一种男性常见病，50岁以下的成年男性患病率较高。它是由多种复杂原因和诱因引起的前列腺的炎症性病理变化，导致以会阴部疼痛或不适、排尿异常等为主要临床表现的疾病。前列腺炎的临床表现多样化，可出现会阴、耻骨上区、腹股沟区、生殖器疼痛不适；尿道症状为排尿时有烧灼感、尿急、尿频、排尿疼痛，可伴有排尿终末血尿或出现尿道脓性分泌物；急性感染可伴有恶寒、发热、乏力等全身症状。

在这里提醒各位男性朋友，一定要到正规医院做检查确诊为前列腺炎后再进行系统的治疗，以免造成不必要的麻烦。小勇是一个搬家公司的员工，前些天一脸苦闷地找到我，说自己得了很严重的前列腺炎，经过2年的治疗都没有好。在一番追问后，结果让人哭笑不得。也怪现在各种男科疾病的广告打得太好了，不少人稍微觉得自己某些症状跟广告中说的有点儿像，就立马认为自己得了那样的病。小勇就是这样，发现自己阴茎勃起时，尿道口经常流出一些透明的黏液，就认为自己得了前列腺炎，连检查都没有做，就紧张兮兮地跑到诊所去治疗。其实小勇根本就没有得前列腺炎，排尿后和便后有白色分泌物自尿道口流出那才是慢性细菌性前列腺炎，而小勇只是在阴茎勃起时流出透明黏液，那多半是受了性刺激的缘故。

当男子受到肉体或者心理的性刺激时，尿道口往往会流出一滴或者几滴清亮的分泌液，这既不是精液，也不是前列腺液，而是人体一种正常的生理反应，流出的多是尿道旁腺分泌物。人体阴茎中分布着一种叫作尿道旁腺的腺体，当性兴奋阴茎勃起时，充血的阴茎海绵体就压迫尿道旁腺，使其分泌物流出尿道口，起润滑龟头、为性生活做准备的作用。

小戴是一个20岁刚出头的小伙子，在一所财经类专科大学读书。他自述已有尿急、尿频、尿痛的症状一年多，排尿有时会有灼痛感，排尿后会流出一些白色黏液。经检查，他前列腺分泌物中有大量的炎症细菌，但分段尿细菌培养和其他检查方法均未发现致病菌。根据小戴的自述症状和实验室检查结果，可以得知，小戴患的是非细菌性前列腺炎。在临床上慢性前列腺炎分为细菌性前列腺炎和非细菌性前列腺炎。前者所占比例很小，后者所占比例达90%以上。

根据小戴的情况，我给他开了一服简单的方药，即淡竹叶饮（详见文前偏方1）。淡竹叶，味甘、淡，性寒，有清热除烦、利尿的作用，可治因前列腺炎引起的小便赤痛。其利尿作用，在《本草纲目》《生草药性备要》《本草再新》等医籍中均有提及。《现代实用中药》中说其可治“小便涩痛”。木通，味苦，性寒，有清热利尿的作用，可缓解慢性前列腺炎引起的尿急、尿痛诸症。《雷公炮制药性解》有言：“木通利便，专泻小肠，宜疗五淋等症。”也就是说一切原因引起的尿急、尿频、尿痛等症，都可用木通治疗。灯芯草，性微寒，可治因急慢性前列腺炎及尿道

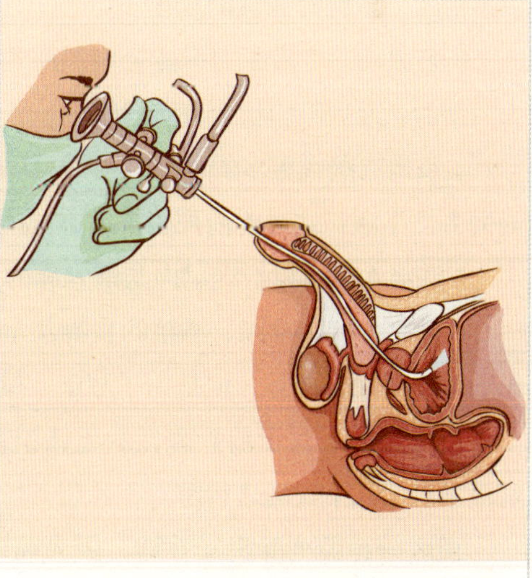

◎前列腺炎一定要到正规医院检查确诊后再治疗，否则会造成不必要的麻烦。

炎、膀胱炎引起的小便赤痛等症。现代药理实验证明，其有较好的利尿和止血的功效。

一个月后，小戴再来复诊，尿急、尿痛的症状大有好转，我嘱咐他切不可因为病情好转而停药，慢性病最忌的就是不坚持用药。这次我又推荐了一个更为简单的方子让他使用，即甘草梢泡水（详见文前偏方2）。但高血压病人不宜服，因为其有促使血压升高的不良反应。

甘草梢，首载于《珍珠囊》，《医学启源》中说它“善去茎中痛”，也就是说它可以缓解阴茎内疼痛；《本草备要》说“淋浊证用之”，也就是说一切原因引起的小便淋沥、秽浊，都可用到甘草梢这味药。

此外，还可选用前列腺按摩的方法进行辅助治疗。前列腺按摩是传统的治疗方法之一，研究显示适当地进行前列腺按摩可促进前列腺腺管排空并增加局部的药物浓度，进而缓解慢性前列腺炎患者的症状，故推荐为Ⅲ型前列腺炎（慢性前列腺炎）的辅助疗法，但Ⅰ型前列腺炎（急性细菌性前列腺炎）患者禁用。

前列腺炎患者除了坚持用药物治疗外，生活当中还应注意以下几点：

1.多排尿：这对男女来说，都是不变的道理，同时还是肾脏保健的好方法。

2.多喝水：多喝水就会多排尿，浓度高的尿液会对前列腺产生较多的刺激，所以多喝水，以稀释尿液的浓度。

3.多放松：生活压力可能会增加前列腺肿大的机会。临床显示，通常当生活压力减缓时，前列腺症状会有所缓解。

4.每周三次或更多的规律性生活可以缓解前列腺疾患。许多中年夫妻通常会慢慢失去性生活，这对于前列腺保健十分不利。

5.洗温水澡可以舒缓肌肉与前列腺的紧张，因此可以减缓症状。

6.远离含有咖啡因、酒精的食物及辛辣食品，以上三种刺激性食物对于男性的影响虽然是因人而异，但是为了健康，最好远离。

由于一般人对于前列腺炎缺乏认识，因而存在不少误区。在这里，我针对大家最常见的几个误区进行解答，希望各位患有前列腺炎的男性朋友早日康复。

误区一：前列腺炎是性病。因为前列腺炎是男性生殖系统的疾病，所以有的患者及家属会误认为它是性病，甚至担心此病会通过性接触传播。其实，临床上绝大多数慢性前列腺炎是查不出致病菌的，即其属于非细菌性前列腺炎。对于这一类型的前列腺炎而言，是不具有传染性的。加之女性阴道本身有一定的自洁功能和抗病能力，一般情况下，慢性前列腺炎患者可以大胆地过夫妻生活。

误区二：前列腺炎一定要用抗生素治疗。生活中很多前列腺炎患者盲目使用抗生素，认为只有“消炎”才能治好前列腺炎。然而，慢性前列腺炎中绝大部分是属于无菌性的，只有少部分是由病原微生物引起的。因为无菌可灭，所以一味采用抗生素来治疗难以取得良好的效果。

误区三：前列腺炎治不好。由于慢性前列腺炎具有迁延难愈的特点，很多患者便以为前列腺炎是“不治之症”。慢性前列腺炎并非无法治愈，但是一定要坚持治疗并注意改变生活方式。治疗慢性前列腺炎一般用药要持续1～3个月，症状缓解后还要再巩固一段时间才能停药。症状消失后还要注意腰骶、会阴部位的保暖，避免久骑久坐，少吃水煮鱼、麻辣香锅等刺激性食物，不要饮酒。

相关偏方

1.白兰花猪肉汤：取瘦猪肉150～200克，鲜白兰花30克（干品10克）。将瘦猪肉洗净、切小块，与鲜白兰花加水适量煎煮至沸，待肉将熟时加盐少许调味，喝汤吃肉，每日1次。

2.车前绿豆粱米粥：取车前子60克，橘皮15克，通草10克，绿豆50克，高粱米100克。将前三味药加水适量煎煮至沸，去渣取汁，用此汁液与绿豆、高粱米共煮粥，空腹食。

3.白兰花粉：取白兰花适量，将其研为粉末。每次取10克，温开水送服，每日3次。

4.二紫通尿茶：取紫花地盯紫参、车前草各15克，海金砂30克。共研为粗末，置保温瓶中，用沸水500毫升冲泡，加盖闷15分钟，代茶频饮。每日1剂，连用5～7天为一个疗程。

2.中医艾灸，缓解男性前列腺增生

症 状	前列腺增生、肥大
偏方1	热敷法 取食盐500克，生葱250克。将葱切碎与盐同炒，炒热后装入布袋，热敷小腹，温度降低后再炒，热敷，一般2~4小时可见效。适用于排尿困难者。
偏方2	桃仁冬瓜子饮 取桃仁10克，冬瓜子20克，加2碗水熬成1碗，1次喝完。每日喝2次，15天为1疗程。 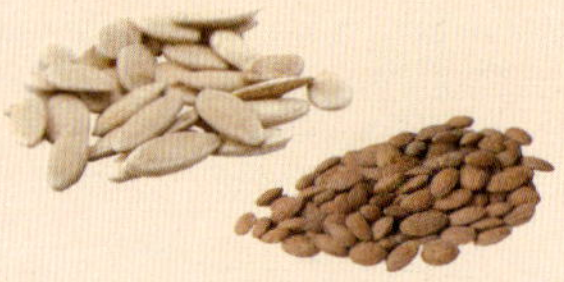

前列腺增生是老年男性常见疾病，其病因是由于前列腺的逐渐增大对尿道及膀胱出口产生压迫作用，临床上表现为尿频、尿急、夜间尿次增加和排尿费力，并能导致泌尿系统感染、膀胱结石和血尿等并发症，对老年男性的生活质量产生严重影响，因此需要积极治疗，部分患者甚至需要手术治疗。男性自出生后到青春期前，前列腺的发育、生长缓慢；青春期后，生长速度加快，约至24岁发育至顶峰，30～45岁时其体积较恒定，以后一部分人可趋向于增生，腺体体积逐渐增大，若明显压迫前列腺部尿道，可造成膀胱出口部梗阻而出现排尿困难等相关症状，即前列腺增生症。此种增生属良性病变，故其全称为良性前列腺增生症（BPH），就称为前列腺肥大。其临床诊断标准如下：

1.多见于50岁以上的老年男性。表现为尿频，尿急，夜尿增多，排尿等待，尿流无力、变细，尿滴沥，间断排尿。

2.直肠指诊：前列腺增大，质地较韧，表面光滑，中央沟消失。

3.超声检查：可显示增生的前列腺，残余尿增加。

4.尿流率检查：尿流率降低。

西医看来，老年男性体内性激素，包括雄性激素和雌性激素代谢失去平衡是导致前列腺良性增生的病因。但具体环节和机制，虽经多年基础和临床研究，目前仍不十分明确。前列腺增生属于中医“癃闭”“淋症”“精癃”等范畴，大多趋向于从肾虚、湿热、气滞、血瘀分型立论，具体辩证与施治方药略有差异。

孟先生今年65岁，身体还不错，但近来感到双腿无力，看起来比较粗肿，体力不如从前，原来每天坚持散步至少1～1.5小时，现在走15分钟不到就感到腰酸腿软。到医院泌尿外科就诊，查体发现双下肢水肿，查肾功能肌酐125.8μmol／L，尿素氮升高，彩超示双肾轻度积水，双输尿管扩张，膀胱残余尿230ml，初步诊断为下尿路梗阻，肾功不全。孟先生早在七八年前就出现尿频、尿急，夜间尿频明显。在此之前夜间不起来排尿，而现在开始夜间醒来1～2次，逐渐增多至2～3次，且白天也出现尿频。孟先生感到很不适应，特别是每周定期参加的老干部会，一旦遇到路上堵车、乘车时间长，无法及时排尿，十分痛苦，有一次甚至尿湿了裤子，弄得非常狼狈。平日喜欢饮茶的好习惯不得不节制。若碰到外出开会和郊游等，更是感到为难。孟先生问了社区的几个老者，他们也有相似的情况，劝他说：人老了都这样，过几年习惯就好了。

数年后，上述情况在一段时间有所好转，但总的来说是越来越重，排尿费力也慢慢出现了，主要有排尿等待、尿线细而无力、排尿不尽，还有间断排尿、终末滴沥等症状。尿频、夜尿次数多、尿急的现象也更明显，特别是寒冷、饮酒的时候，尿频症状更加严重，排尿已经影响了其生活和睡眠。此时，到医院诊断为良性前列腺增生，服药半年后尿频明显好转，排尿还是很费力，孟先生认为药物效果不是很好，就没有继续按医生的要

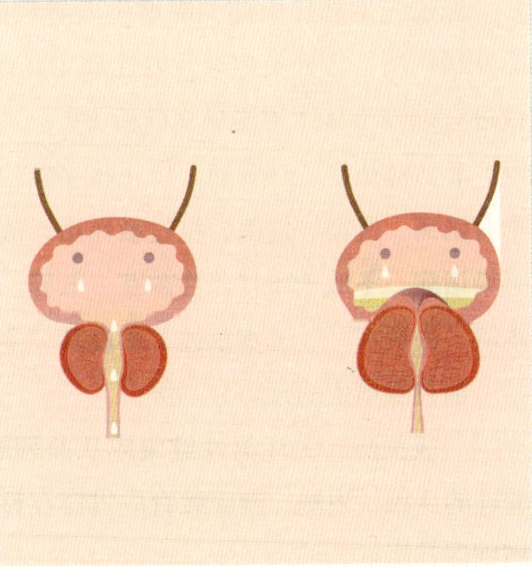

◎前列腺增生容易压迫尿道，导致排尿困难。

3.肝胆湿热致遗精，试试泻肝汤

症状	遗精；肝胆湿热，下扰精室所致遗精	
偏方1	泻肝汤 取龙胆草、栀子、大黄各10克，泽泻、生地各15克，滑石20克（包），赤茯苓、黄芩各12克，木通、柴胡各8克，甘草6克。水煎服，每日1剂。	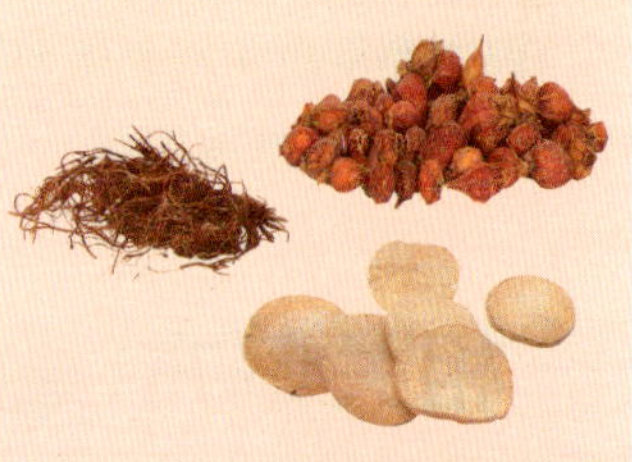
偏方2	莲子心蛤蜊粉 取莲子心60克，与蛤蜊粉120克，共研末，炼蜜为丸（如梧桐子大小），每晚用温开水吞服，每次10～15丸。	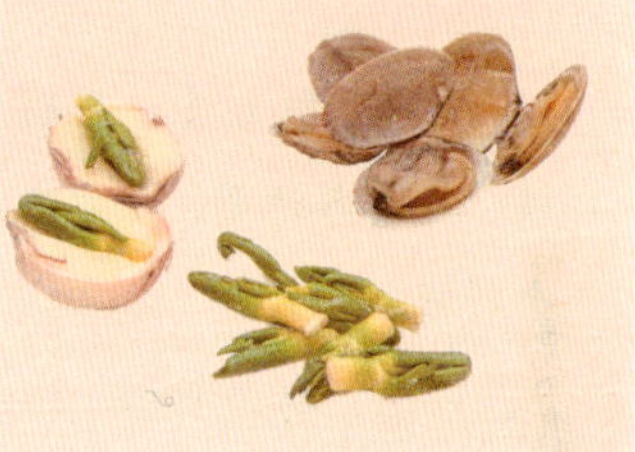

遗精是指不因性交而精液自行溢出的病症，包括生理性遗精和病理性遗精。生理性遗精是指未婚青年（或婚后分居）无性交的射精，一般两周（或更长时间）遗精一次，不会引起身体任何不适。阴茎勃起功能正常，可以无梦而遗，也可有梦而遗。病理性遗精的病因比较复杂，局部病变、精神因素、体质虚弱等都可造成，可见于包茎、包皮过长、尿道炎、前列腺疾患等。临床主要表现为无性交时精液自行从尿道口流出，常于夜间睡时或梦中发生，可伴有头晕、乏力、早泄及阳痿等。需要指出的是，遗精不是月经，所以遗精是没有规律可言的。

中医认为，本病主要病机是肾气不固、肾精不足而致肾虚不藏，常由劳心过度、妄想不遂，致相火偏亢，或饮食不节、醇酒厚味，积湿生热，湿热下注等所致，临床治疗多从补肾填精、温肾固摄等方面入手。

朱先生，36岁，发生严重遗精一个多月，每周2～3次，医生曾用“人参鹿茸精”“金锁固精丸”“六味地黄汤”等方药治疗无效，病情反有增无减。来我这里就诊时，朱先生自述身体无力，头部昏昏沉沉的，心中苦闷，睡觉睡不安稳，老是做梦，吃饭不香，口里老是苦苦的，小便很黄，排尿时会有点儿痛，而且还有点儿便秘。我看了下他的舌象：舌尖边红，舌苔厚腻微黄。我诊断，他这是属于肝胆湿热下扰精室所致的遗精，宜疏泄肝胆湿热。

给他开了泻肝汤（具体用法见文前偏方1）。上方服完后，朱先生近4日仅遗精1次，大便也通畅了。原方去大黄、滑石加车前子20克、莲子心10克，继服4剂后，朱先生的病已基本痊愈了。

其实缓解遗精之症，还有不少较好的简易小偏方。第一个小偏方是莲子心蛤蜊粉（详见文前偏方2）。此方适合于遗精不止者。莲子心味苦，性寒，归心、肾经，有清心安神、交通心肾、涩精止血的作用，可用于热入心包、神昏谵语、心肾不交、失眠遗精、血热吐血等症。《随息居饮食谱》中说其能“敛液止汗，靖热养神，止血固精”。蛤蜊粉味咸，性寒，归肺、肾、肝经，可治胃痛、痰饮喘咳、水气水肿、小便不通、遗精、白浊、崩中、带下、痈肿、瘿瘤、烫伤等症。

第二个小偏方如下：取石莲肉12克，与猪肚一个共炖服。本方适用于遗精肾虚者。石莲肉有养心、益肾、补脾、涩肠的作用，可治夜寐多梦、遗精、淋浊、久痢、虚泻等。猪肚有补虚损，健脾胃的功效。《随息居饮食谱》中说它能“止带、浊、遗精”。

第三个小偏方如下：取五倍子30克，捣烂，醋调，敷于肚脐上，外盖之。五倍子味酸、涩，性寒，归肺、大肠、肾经，能敛肺降火，敛汗止汗，固精涩肠。因其收敛之性，故可固精而不致滑遗。

缓解遗精的方法除了用中药外，推拿保健也是个很好的选择。

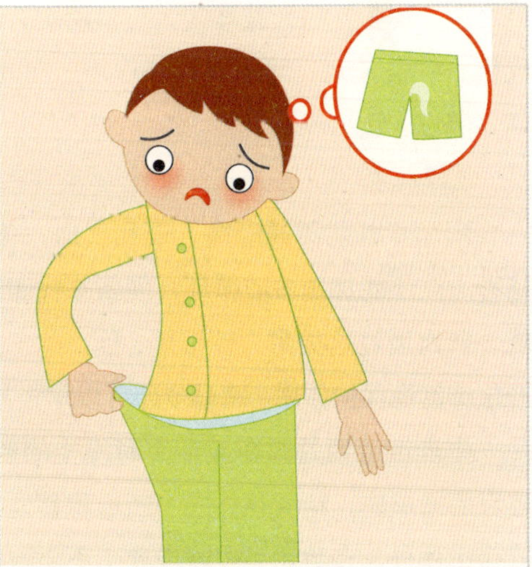

◎男性穿的裤子不宜太紧太小，否则容易挤压生殖器而引起遗精。

1.强腰健肾法。

中医学认为，腰为肾之府，腰部有命门、肾腧、腰眼等强壮腰脊、补益肾气之穴位，经常按摩腰部，能起到温煦肾阳、畅达气血、增强肾纳气的作用，从而达到益寿强身的功效。现代医学亦证明，按摩腰部既可使局部毛细血管扩张，促进血液循环，加快代谢产物的排出；又可刺激感觉神经末梢，有利于病损组织的修复，提高腰肌的耐力。

具体方法为：取端坐位或自然站立体位，两手先相互摩擦至发热，然后分别把两手掌紧贴两侧后腰部，自上而下，再由下而上缓缓推摩。手法应柔和适度，以后腰部自觉发热为宜。每次10分钟，每天早晚各推摩一次。体质差的老年人中途可休息片刻再行推摩，也可由他人帮助进行。此法治疗肾虚引起的阳痿、早泄、遗精等病。

2.拉耳保健法。

中医学认为，肾开窍于耳，肾气的强健与两耳关系密切。如果肾精不足，则会出现耳鸣、听力减退等症。拉耳保健具体方法是：右手绕过头顶向上拉左耳20下，再用左手拉右耳20下，可同时辅以按、摩、搓、揉、点、捏等方法，效果更佳。另外还可以两手掌紧贴两耳，然后以中指和食指交替弹击后脑，耳中听见如打鼓之声，称为“鸣天鼓耳”。每日两次，每次30下以上。本法具有活血通脉、调畅气机、补益肾元、健脑聪耳等作用，可用于防治肾虚引起的眩晕、耳鸣、听力下降、健忘、遗精等。

3.蹲马步。

蹲马步既能疏通经络、调和气血，使阴阳相交，又能助长精神，增加力气。这种方法还能加速血液循环，使新陈代谢旺盛，加强各脏器、器官，以及细胞的功能。肌肉通过这类耐力性锻炼，能产生一种内在的冲动，给大脑以良性刺激，进而产生抑制性保护作用。蹲马步还可以增强盆底肌肉的耐力，更好地控制射精。

生理性遗精是指在无性交时发生的射精现象，青少年随着年龄的增长，生殖器官不断成熟，精液在体内不断地积蓄，当达到一种饱和状态时，就会通过遗精方式排出体外，多数属于生理现象，不需特殊治疗。部分遗精过于频繁者或病理性遗精者，需积极针对病因，采用中西医结合方法进行治疗。

预防调护方面，要学习有关的性知识，树立正确的性观念，建立正常的性生活规律，避免过度兴奋，同时加强体育锻炼，增强体质，把主要精力运用到学习和工作中去。在睡眠时采用侧卧位，避免仰卧，裤子不要太紧太小，以免使生殖器官受到刺激，引起性兴奋而产生遗精。

对由于性器官和下泌尿道疾病引起的遗精，须针对病因予以治疗：包茎或包皮过长，需手术治疗；尿道炎或前列腺炎用药方治疗；因神经衰弱引起的可适当口服镇静药。患者可以通过饮食调理，一般采用汤、粥、煲、炖、煎、炸、蒸、煮等，宜食营养丰富的清淡之品，禁食过于肥甘、辛辣之品。不酗酒，不饮浓茶、咖啡，不乱服温阳补肾之品。

相关偏方

1.龙骨粥：取煅龙骨30克，糯米100克，红糖适量。将锻龙骨捣碎，入砂锅内，加水200毫升，水煎1小时，去渣取汁，放入糯米，再加适量水、红糖，煮成稠粥。早晚空腹热食，5天为1疗程。

2.鸡蛋三味汤：取鸡蛋1个，芡实、莲子（去心）、淮山药各9克，白糖适量。将芡实、莲子、淮山药熬煎成药汤，再将鸡蛋煮熟，汤内加入白糖即可。吃蛋喝汤，每日服1次。

3.莲子百合煲猪肉：取莲子、百合各30克，猪肉200～250克。将莲子、百合、瘦猪肉入砂锅，加适量水，置文火上煲熟。调味后服用。

4.菟丝子粥：取菟丝子30克，粳米60克，白糖适量。将菟丝子洗净后捣碎，加水煎煮，去渣取汁，入米煮粥，粥将熟时加入白糖，稍煮即可。每日分2次空腹服食。适用于气虚而致的遗精和小便频数。

4.勃起功能障碍，就食枸杞子粥

症状	勃起功能障碍	
偏方1	枸杞子粥 取枸杞子15～20克，粳米50克，白糖适量。将上3味放入砂锅内，加水，用文火烧至沸腾，待米开花时，停火闷5分钟即成。每日早晚温服，可长期服用。	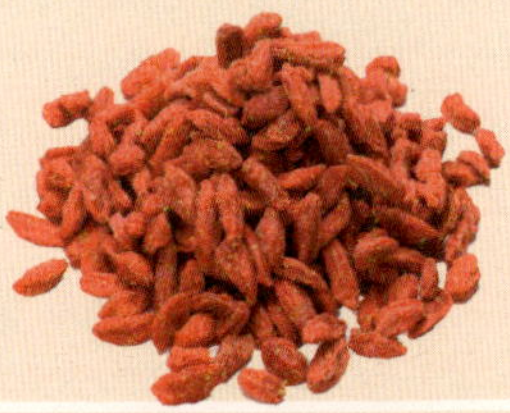
偏方2	当归牛尾汤 取当归30克，牛尾1条，盐少许。将牛尾去毛洗净，切成小段，再与当归同锅加水煮，最后下入盐调味，即可饮用，熬完汤的牛尾也可食用。本方适用于肾虚引起的勃起功能障碍病症，适量食用有滋补肝肾的功效。	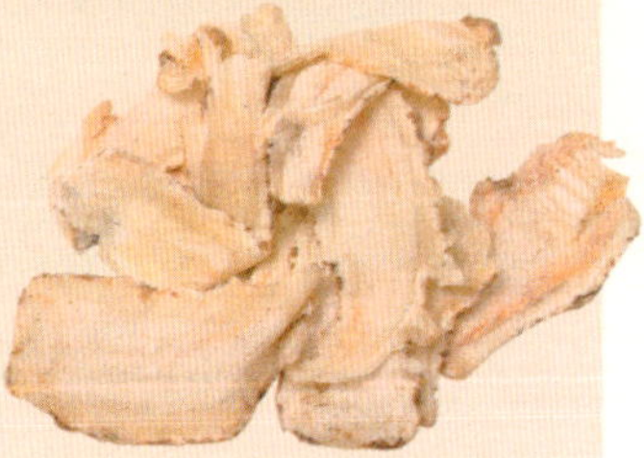

既往将男子性无能泛称为阳痿，其科学界定不确切，并且带有歧视性贬义。直到1992年，美国国立卫生院经有关专家讨论，决定用勃起功能障碍一词代替阳痿，并将阴茎勃起功能障碍定义为：阴茎持续不能达到和（或）维持足够的勃起以获得满意的性生活。勃起功能障碍是最常见的男性性功能障碍之一。

勃起功能障碍简易检查法（自助检查）：

介绍一种简易试验检查法。在夜间睡眠前，用一个纸条绕阴茎一周并粘牢，于次日早醒后检查纸圈是否断裂，如果断裂，则说明睡眠中阴茎曾有勃起，当然就不能诊断为勃起功能障碍，若应用阴茎测量仪就更为精确了。

有个50多岁的患者，患有勃起功能障碍3年，之前为图疗效快，就草草服用伟哥了事。前一阵来就诊时，他告诉我现在他再服用伟哥时，效果已经没有以前那么明显了。我跟他说，勃起功能障碍和肾虚不能算是一回事，勃起功能障碍发病复杂，单纯吃伟哥和“壮阳药”，根本解决不了问题。

现在很多患者认为勃起功能障碍就是肾虚，还有不少患者跑去肾病专科看病，这是一个很大的误区。勃起功能障碍这个病较复杂，有继发性的，有功能性的，有器质性的，等等，也包括一些其他疾病引起的症状。

有时出现勃起障碍也是其他一些疾病的预警信号，比如糖尿病，引发勃起功能障碍的比例很高，60～65岁的糖尿病患者有75%的该情况发生率。有很多就诊患者来看病时，说勃起功能不好了，也会反映夜尿多、经常感到很累，又消瘦。问患者有没有做过体检，患者说没做，最后一查，结果是糖尿病，这种情况很多。如果是糖尿病人，单纯吃治疗勃起功能障碍的药可能没有什么效果，糖尿病引起的勃起功能障碍，还应从糖尿病治疗着手，在专业医生指导下用药。

经过一番询问和检查，才知道，这位患者就是因为糖尿病继发引起的勃起功能障碍。找到病因后，我便开了一些治疗消渴病（相当于西医的糖尿病）的方药，然后又嘱咐他可以试一试《本草纲目》中的一个食疗方——枸杞子粥（文前偏方1）。本方有滋补肝肾、益精明目的功效，适用于糖尿病以及肝肾阴虚所致的头晕目眩、视力减退、腰膝酸软、勃起功能障碍、遗精等症。

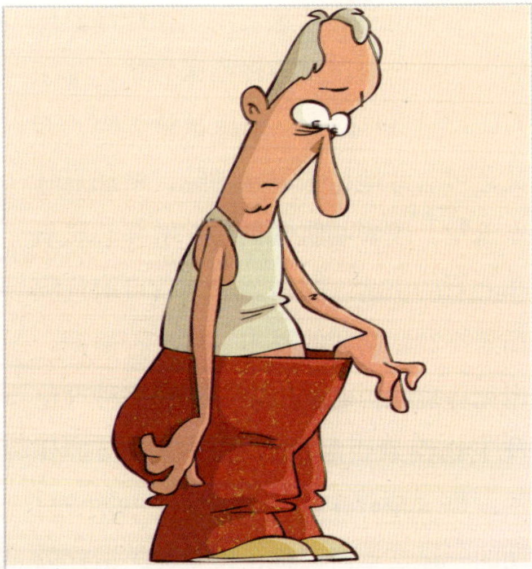

◎很多疾病都会引发勃起功能障碍，患者应听从医生指导进行治疗。

一个月后，那位患者发来信息说自己的症状已经大大好转，也不用再依赖伟哥了。

除了糖尿病，其他的疾病，像高血压之类的心血管疾病都会引发性功能障碍。患者应在医生的建议指导下，排除其他疾病引起的可能性，再进行治疗。

从中医的角度来讲，也不赞成一

诊断为勃起功能障碍就不分证型地乱服补肾药。有些勃起功能障碍患者往往喜欢擅自服用补肾壮阳的药物，结果反而越补越虚。在中医看来，勃起功能障碍有很多临床证型，肾虚只是其中一种，表现为腰膝酸软、怕冷、大便稀。多数是由于纵欲过度、耗伤肾阳所致，这时可以选用补肾壮阳的各种中药，像鹿茸、人参、鹿鞭等。当归牛尾汤（即文前偏方2）有较好的滋补功效，可改善因肾虚引起的勃起功能障碍病症。如果勃起功能障碍是由于思虑过度，使心火耗伤肾阴造成的，表现为腰膝酸软、失眠多梦、怕热，则应选用清心滋肾的药物，像生地、白芍、山萸肉等。若盲目地服用了补肾壮阳的药物，显然会适得其反，使病情加重。如果勃起功能障碍是由于过食肥甘厚腻、吸烟饮酒过度所致（表现为口苦、心烦易怒、腰痛、会阴胀痛、小便黄），只能选用清利肝胆湿热的药物，像龙胆草、黄芩、黄檗等。如果勃起功能障碍是由于精神紧张，或某些药物的不良反应等原因引起，不必服用任何补肾药物，当紧张的情绪得到缓解，或停用相关药物后，勃起功能障碍就会不治自愈。针对勃起功能障碍，不妨试试用紫灵芝泡水喝：把紫灵芝剪成碎块，放在茶杯内，用开水冲泡后当茶喝，一般成人每天用量10～15克，可连续冲泡5次以上。这是因为紫灵芝有良好的降糖、降脂、降压的作用，还可以调节心脑血管系统和肠胃功能，可以有效缓解糖尿病及心血管疾病引起的勃起功能障碍。

有报道称，紫灵芝用于治疗高血压病，能降低血压及减轻临床症状，降压有效率达70%以上。临床试验表明，紫灵芝可有效地扩张冠状动脉，增加冠脉血流量，改善心肌微循环，增强心肌氧和能量的供给。服用紫灵芝后可取代胰岛素抑制脂肪酸的释出，可改善血糖、尿糖等症状。此外，紫灵芝对多种理化及生物因素引起的肝肾损伤有保护作用。据《福建中医药》杂志1995年第1期的一篇文章研究称，用紫灵芝治疗勃起功能障碍66例，临床治愈（性欲、勃起、性生活正常，其他症状消失，性激

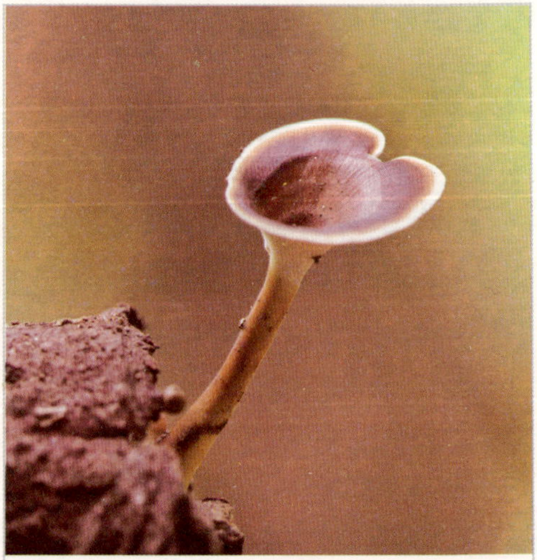

◎紫灵芝可有效缓解糖尿病导致的勃起功能障碍。

素测定在正常范围）15例，占22.73%；显效（性欲、勃起、性生活较以前明显好转，其他症状亦明显好转，性激素测定在正常范围）28例，占42.42%；有效（性欲、勃起、性生活有改善，性激素测定值有提高）19例，占28.78%。

对于症状比较轻的勃起功能障碍，患者还可以自己进行治疗。

1.利用膀胱的积存尿液可以刺激周围神经，提高性神经的兴奋性，增强阴茎的勃起能力，所以在性交前多少留些尿意，熟练控制掌握好这一点，可以收到一定效果。

2.性交前饮少量酒，解除心理抑制，提高大脑性中枢的兴奋，可增强阴茎勃起功能，但须注意只能饮少量酒。

3.利用清晨阴茎自然勃起的特点进行适当的训练，在清晨过性生活则容易成功，这是勃起功能障碍的治疗方法之一。

4.采用圆紧口型避孕套，可以压迫阴茎根部皮下组织中的静脉回流，使阴茎前端充血，龟头部的感觉会更加敏感，对大脑的兴奋感有所增强，阴茎的勃起力和坚硬度也会提高。

相关偏方

1.熟地麦冬煎： 取熟地、麦冬各30克，山药、芡实各15克，黄连1.5克，肉桂0.9克。水煎服，每日1剂，日服2次。

2.兰叶麻茶饮： 取兰叶麻5～7克，煎服或代茶频饮，每日1剂，服30～40日。

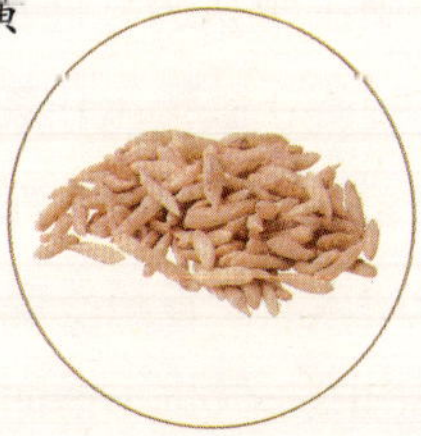

5.按穴喝粥，改善性欲减退

症状	性欲减退
偏方1	乌鸡炖汤 取冬虫夏草5克，人参2克，淫羊藿15克，乌鸡1只。将乌鸡去毛及内脏，切成块，再放锅中，注入适量清水，放入冬虫夏草、人参及淫羊藿（隔渣袋）共炖即可。
偏方2	海参粥 取海参适量，浸透，剖洗干净后切片，煮烂后与粳米100克共煮粥服。 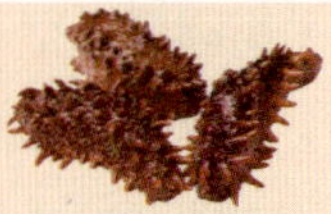

只要是性生活的接受能力障碍或初始性行为水平降低，性活动不易启动，而非继发症状，诊断即可成立。性欲减退的诊断标准为：①成年而不是老年；②缺乏性的兴趣和性生活的要求；③持续数月；④不是由脑器质性疾病、躯体疾病、酒精或药物所致，也不是某种其他精神障碍（如神经症、抑郁症、精神分裂症）症状的一部分。

中医学认为，性欲的产生是由神、气血调和而发。而肾主生殖及元阳之气；心主神明、血脉；肝藏血而主疏泄；脾为后天之本，气血生化之源。上述诸脏，任何脏腑的不足或损伤都会引发性欲低下。本病的发生机制不外乎虚实两端，虚证多因命门火衰、肾精亏虚或气血不足，或是由心虚胆怯而致；实证则多因肝气郁结或痰湿内阻，气机不畅而发本病。中医认为，性欲减退有以下几种类型：

1.命门火衰者，早婚房事过度，或素体阳虚，或年老久病，或少年频繁手淫，导致肾元亏损，命门火衰，不能温煦，生机缺乏而性欲减退或淡漠。

2.肾阴亏损者，房事不节，或病久五劳七伤，或素体阴虚不足以滋润导致肾阴亏损，精气亏损，男女媾精阏源而致性欲减退。

3.肝气郁结者，情志抑郁，气机郁结引起肝络失养，宗筋不达而欲望淡漠，不思房事。

4.心脾两虚者，过食肥甘伤脾，久思损伤心脾，气血津液渐亏，不能滋养肾中阳气故生本病。

5.痰湿内阻者，素体肥胖，喜静少动，或嗜食肥甘厚腻，遂痰湿内生、气机不畅而生本病。

40岁的陈先生一直在外企工作，长期以来工作压力巨大，现在他对床笫之事的兴趣越来越低，明显感觉到妻子因此非常不满，陈先生偷偷使用助性药来提高自己的“性”趣，以此挽回自尊。半年前，有同学从国外带给他几盒性药，使用后感觉的确不错。然而，三个月性药用完后，问题来了：一没有了性药，性能力就大不如前，而且，使用之前的那些药物也没什么效果了，惹得妻子更加不满。像陈先生这样，不问病症盲目乱用性药的人并不在少数。现在，助性药物已经从见不得人的地下大大方方走向寻常百姓家，但一定要在专家的指导下使用，不可乱用。就拿治疗阳痿、性欲减退效果不错的万艾可来说，也不是人人用了都有效果的。对于心理原因造成的阳痿，使用万艾可效果不错，但对于如血管性疾病、神经紊乱、内分泌功能紊乱造成的阳痿、性欲减退，虽然可以用，但只能保证这一次性生活的完成，不能解决根本问题。而且万艾可在服用期间是绝对不能与任何形式的硝酸酯类药物同时服用的，不然有可能发生心血管意外等致命性危险。一些激素类的药物，盲目使用，会打乱身体正常的内分泌，服用之前，必须做些相关的检查。

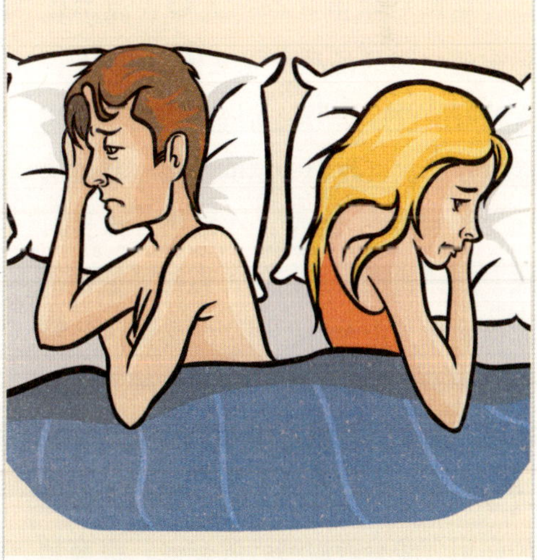

◎性欲减退可由多种原因造成，一定要查清病因，不可胡乱用药。

陈先生这种情况，可以通过按揉穴位来达到缓解性欲减退的目的。例如，长期揉按太溪穴，或每晚7～9点按摩涌泉穴三五分钟，培补肾阳。太溪穴和涌泉穴是肾经上的两大要穴，是强肾壮腰的主要穴位，也是三十几岁男人必须了解的养生大穴。

太溪，“太”有“大”之意，意即表明它是肾经上最大的溪流。经常按摩此穴具有明显提高肾功能的作用。《医宗金鉴》中说它主“房劳”，也就是说可以调治性生活过多所致肾阴虚。太溪穴位于内踝尖和足跟上大筋的中点，在按摩时，我们可以用对侧手的拇指揉按太溪穴，也可以使用砭石或光滑的木棒按揉，力量一定要柔和，以感觉到酸胀为宜。

一年四季都可以按揉太溪穴，春秋气候干燥时按揉时间可以长一点儿，因为燥易伤阴，多揉一些时间，这样就可以更好地防燥养阴；夏天的时候按揉时间可以短一点儿，夏季湿气重，按揉时间长了，体内的阴气过重反而不利于身体；冬季每天按揉5分钟左右就可以了。

《黄帝内经》中说：“肾出于涌泉，涌泉者足心也。”意思是说，肾经之气犹如源泉之水，来源于足下，涌出灌溉周身四肢各处。所以，涌泉穴在人体养生、防病、治病等各方面都显得很重要。如果经常按摩此穴位，到了中年也会保持肾精充足，“性趣”倍增。涌泉穴位于足底脚心处，以螺旋方式按摩涌泉穴3～5分钟，可以培补肾阳，养生保健作用也非常明显。最好的按摩涌泉穴的时间是每天晚上7～9点。

乌鸡与冬虫夏草、人参、淫羊藿等中药炖制的汤品（见文前偏方1），有较好的食疗作用。将海参粥用于此病症食疗，也可收到一定的作用。其做法如文前偏方2。海参，性微寒，味甘、咸，归肺、肾、大肠经，有补肾益精，养血润燥，止血的作用。海参体内的精氨酸含量很高，海参号称精氨酸“大富翁”。精氨酸是构成男性精细胞的主要成分，具有改善脑、性腺神经功能传导的作用，能有效减缓性腺衰老，提高勃起能力。适量食用海参，可以起到固本培元、补肾益精的作用。

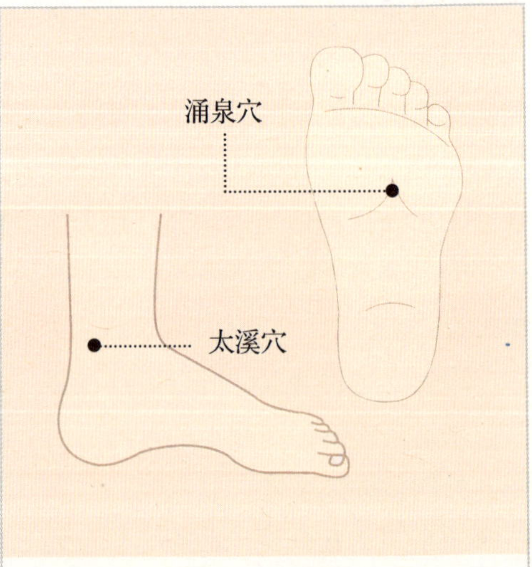

◎太溪穴、涌泉穴为强肾壮腰的两大要穴，经常按摩大有益处。

本病是临床上较常见的疾病，针对本病复杂的病因，临床上绝不能单纯以“补肾”了之，而应尽量准确查明病因。有许多疾病会影响性能力，譬如糖尿病、冠心病、高血压等，有的时候，甚至在原发疾病症状出现之前，性能力或性欲就已出现一定程度的减退，对健康来说，这种变化也是一个警告信号。如果出现了性能力或性欲的减退，不能自己急于使用一些壮阳、补肾、促勃起药物，以求达到速成的效果，而应该首先找专科医生进行相关检查，待有了明确诊断之后，再根据情况决定是否采用药物以及采用何种药物。采取针对性的综合治疗措施，如心理、药物、饮食、性行为疗法等，以调节神经功能紊乱和内分泌平衡失调，从而恢复正常性功能。

预防调护方面，应注意改变不良的生活方式和社会心理因素，掌握相关的性技巧和性知识。遇到烦恼忧伤和不顺的事情时要及时放松、调整心态，缓和与消除焦虑不安的情绪；要积极参加体育锻炼和户外活动，调节紧张的脑力劳动或神经体液失常，保持生活规律，劳逸结合，保证充足的睡眠；应养成健康的饮食习惯，尽量少应酬，避免酗酒、吸烟，控制饮食，积极减肥；发现有慢性前列腺炎、附睾炎、尿道炎或其他内分泌疾病、全身慢性疾病时，应积极治疗。

相关偏方

1.加味七福饮：取人参适量，熟地6～9克，当归6克，白术4.5克，枸杞子9克，远志1.8克。水煎服，每日1剂，日服2次。

2.养肝煎：取当归、白芍药、柴胡、香附、女贞子、枸杞子、党参、云茯苓、甘草各适量。水煎服，每日1剂。本方养血柔肝，疏肝理气，适用于性欲低下。

3.阴阳双补丸：取熟地、山萸肉、枸杞子各15克，肉苁蓉、锁阳、山药、巴戟肉、白人参、炒枣仁、菟丝子各12克，天门冬、甘草各9克，淫羊藿叶30克，鹿茸6克。将药研为细末，炼蜜为丸，每丸重9克，日服3次，每服1丸，白开水送下，忌食腥冷食物。

4.五味散：取肉苁蓉、五味子、菟丝子、远志、蛇床子各等份。将药研成粉末，每日睡前空腹服6克，黄酒送服。

6.防治尿道炎，常服通草鱼腥草

症状	尿道炎	
偏方1	**通草鱼腥草** 取通草、鱼腥草各30克。煎水，代茶饮，不拘次数。	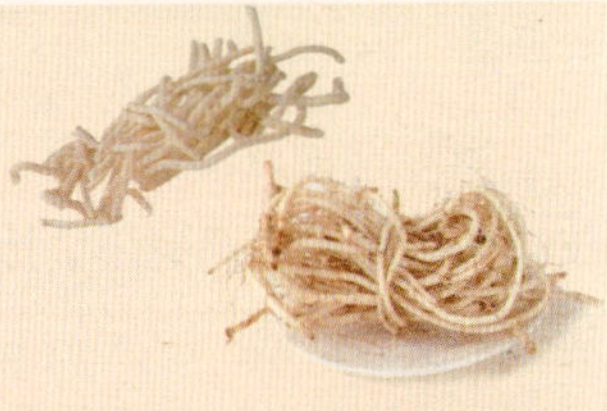
偏方2	**土茯苓外洗方** 取土茯苓、苦参各30克，黄檗、地肤子各20克。每日1剂，水煎外洗。	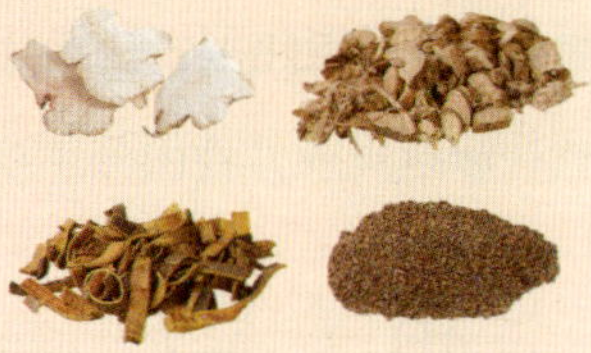

尿道炎是一种常见病，临床上，按感染时间可分为急性尿道炎和慢性尿道炎，按致病菌可分为非特异性尿道炎、淋菌性尿道炎（即特异性尿道炎）和非淋菌性尿道炎，非特异性尿道炎和淋菌性尿道炎临床表现类似，必须根据病史和细菌学检查加以鉴别。

急性尿道炎在男性病人中的主要症状是有较多尿道分泌物，开始为黏液性，逐渐变为脓性；排尿时尿道有烧灼痛、尿频和尿急，以致排尿困难。慢性尿道炎尿道分泌物减少，仅有瘙痒或蚁行感，排尿刺激症已不像急性期那样显著，部分患者可无症状。

引起尿道炎的常见原因如下：①尿道损伤：尿道器械检查引起的尿道黏膜擦伤，可破坏尿道黏膜防御功能，导致细菌感染；②尿道内异物：自外界放入的异物或尿道内结石等，停顿稍久即可导致尿道感染；③尿道梗阻：如包皮口狭窄、尿道外口狭窄、尿道狭窄、后尿道瓣膜、尿道肿瘤等，因排尿不畅，尿液积存于尿道内可继发尿道感染；④邻近器官炎症，如前列腺炎、精囊炎等可蔓延到尿道，此常为慢性后尿道炎的顽固病灶；⑤常与性生活有关，不洁性生活易引起尿道感染。

本病的西医治疗原则如下：

①大量饮水，使尿量增加，排尿时可冲洗尿道分泌物；②使用镇静止痛解痉药物，减轻疼痛；③注意休息，急性期短期内避免性生活；④抗生素治疗，根据细菌培养和药敏试验选择有效抗生素；⑤慢性尿道炎或尿道内有狭窄，除药物治疗外，应行尿道扩张。

本病属于中医“淋证”的范畴，临床常分以下五型辨症论治：

1.膀胱湿热型：恶寒发热，尿频，尿急，尿痛，小腹胀痛，腰酸，苔黄或白腻，脉濡数。治宜清热泻火，利水通淋。

2.肝胆郁热型：寒热往来，烦躁不安，胸胁胀痛，食欲减退，口苦呕吐，苔黄白相间，脉弦数。治宜清利肝胆，和解少阳。

3.胃肠湿热型：持续壮热，汗出而不解，口气秽，口渴欲饮，腹痛便秘，小便短赤，苔黄腻，脉洪数。治宜清热通腑，利水通淋。

4.肾阴不足型：湿热留恋，低热盗汗，头晕腰酸，咽干唇燥，尿少色黄，或有尿频，尿急尿痛，舌质红，无苔或少苔，脉弦细而数。治宜补益肾阴，渗湿利水。

5.脾肾阳虚型：湿热未清，尿频，尿急，尿痛等症反复发作，神疲乏力，面浮肢肿，肢冷腰痛，舌淡，苔薄白，脉沉细无力。治宜健脾补肾。

杜先生，35岁，为某民营企业部门经理，就诊时自述排尿时有灼热、疼痛感觉，晨起尿道口有少量黏性分泌物呈乳白色“黏糊状”。后经检查（尿道分泌物涂片及培养）排除淋球菌，涂片可见大量白细胞。杜先生的

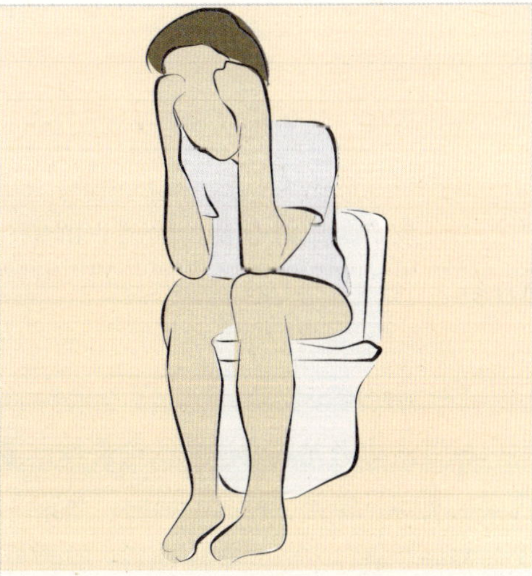

◎尿道炎患者在家中应该做好隔离措施，脸盆、便器等应分开使用。

这种病症就属于典型的非淋菌性尿道炎。

偏方一为通草鱼腥草（详见文前偏方1）。此方有很好的通利水道、消炎止痛的效果，可缓解因尿道炎引起的各种排尿不适的症状。通草味甘、淡，性微寒，归肺、胃经，其有很好的清热利尿的作用，可用于湿温尿赤、淋病涩痛、水肿尿少等。《本草图经》中说其能“利小便，兼解诸药毒”。鱼腥草具有良好的清热解毒作用，又有利尿作用，故又可用于尿路感染、尿频涩痛等。现代药理研究表明，鱼腥草中的有效成分鱼腥草素在体外试验中，对卡他球菌、流感杆菌、肺炎球菌、金黄色葡萄球菌等多种细菌有明显抑制作用。其煎液能使毛细血管扩张，增加血流量及尿液分泌，从而具有利尿的作用。此外，鱼腥草还有镇痛的作用。

偏方二为土茯苓外洗方（详见文前偏方2）。此方有很好的清热解毒、杀菌消炎的作用，可缓解尿急、尿道灼痛等症。土茯苓味甘、淡，性平，归肝、胃经，有除湿、解毒的作用，可用于湿热淋浊等症。《滇南本草》中说其“治五淋白浊”。苦参味苦，性寒，归心、肝、胃、大肠、膀胱经，有清热燥湿、杀虫、利尿的作用。黄檗，味苦，性寒，归肾、膀胱经，有清热燥湿、泻火解毒之效。现代药理研究表明，黄檗抗菌有效成分为小檗碱，体外试验对金黄色葡萄球菌、肺炎球菌、白喉杆菌、草绿色链球菌、痢疾杆菌（宋内氏除外）等均有效。地肤子，味辛、苦，性寒，归肾、膀胱经，有清热利湿、祛风止痒之效，常用于小便涩痛、风疹、湿疹、皮肤瘙痒等。

除了用偏方缓解症状和系列治疗外，医生还应嘱咐患者做到以下几点：

1.在未治愈前避免性行为；禁酒，并注意多饮水。

2.在家中要做好必要的隔离，浴巾、脸盆、浴缸、便器等分开使用，或用后消毒。

3.避免危险性行为。

4.鼓励使用安全套。

尿道炎患者尤其要注意饮食营养，多食用含B族维生素丰富的食物，如小麦、高粱、芡实、蜂蜜、豆腐、鸡肉、韭菜、牛奶等；宜多食水果和新鲜蔬菜，以保持大便通畅。最好不要吃辛辣食品、腥膻食物、油腻高糖食物、易胀气食物、酸性食物等。

辛辣食品（辣椒、姜、葱、蒜等）多食易生燥热，使内脏热毒蕴结，从而使本病症状加重。腥膻之品，如鳜鱼、黄鱼、带鱼、黑鱼、虾、蟹等水产品可助长湿热，不利于炎症的消退，故应忌食。油腻食物如猪油、肥猪肉、奶油、牛油、羊油等，高糖食物如巧克力、糖果、甜点心、奶油蛋糕等，均不利于本病症的恢复。

忌食酸性食物，由于尿的酸碱度与细菌的生长、药物的抗菌活力都有密切关系，忌食酸性食物的目的是使尿液呈碱性环境，增强抗生素的作用能力；忌食胀气食物，胀气食物包括豆浆、蔗糖、牛奶等，尿路感染常出现小腹胀痛之感，而腹部胀满往往使排尿更加困难；发物如猪头肉、鸡肉、蘑菇、带鱼、螃蟹、竹笋、桃子等，对炎症发热有加重病情的作用，故应忌食；忌食温补食物，主要针对急性期而言，温补食物会加重病情。

相关偏方

1.枸杞茯苓茶：取枸杞子50克，云茯苓、红茶各100克。将枸杞子与云茯苓共研为粗末，每次取5～10克，加红茶6克，用开水冲泡10分钟即可。每日2次。

2.赤小豆玉米须：取赤小豆、玉米须各50克。煮汤饮之，每日1次，连服20天。

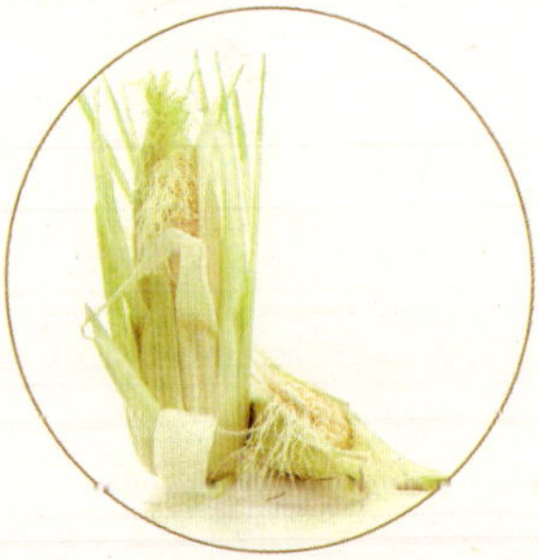

3.清热饮：取淡竹叶、野菊花各10克，鲜芦根50克。水煎服，每日2次，20天为1疗程。

4.清热利尿饮：取黄连10克，白花蛇舌草、马齿苋各30克，云茯苓、苦参、白鲜皮、瞿麦、萆薢、石菖蒲、川牛膝各15克，木通、甘草各6克。水煎，每日1剂，分2次服用。

5.利尿煎：取冬苋菜子、生甘草各10克。水煎服用。

6.木棉花：取木棉花30～50克，白砂糖适量。用清水2碗半煎至1碗服用。

7.慢性肾炎不用慌，改善症状有良方

症状	慢性肾炎，有蛋白尿、血尿、高血压病、水肿等症	
偏方1	黄芪粥 取生黄芪、生薏苡仁、糯米各30克，赤小豆15克，鸡内金末9克，金橘饼2枚。先将黄芪放入600毫升水中煮约20分钟，捞去药渣，加入薏苡仁、赤小豆，煮30分钟，再加入鸡内金末、糯米，煮熟成粥。做1日量，分2次服之，食后嚼服金橘饼1枚。	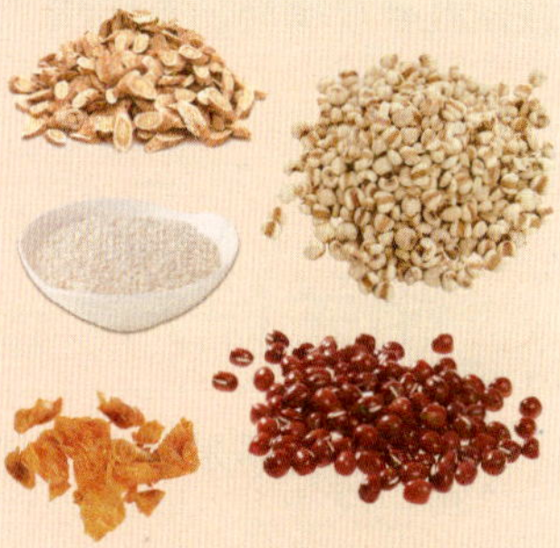
偏方2	黄芪蒸鸭 取鸭1只，黄芪60克。先将鸭子宰杀洗净，放滚水中汆透捞出，肚中放入黄芪、生姜、葱白，撒入少量胡椒粉，并在腹中淋入绍酒，用棉线缝好，蒸2小时。去黄芪，吃肉喝汤。	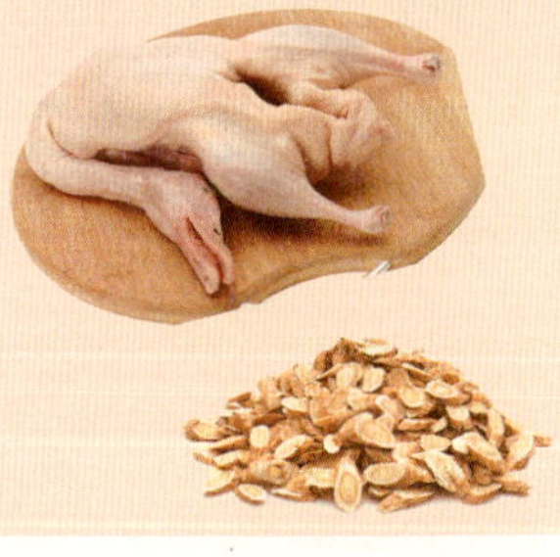

慢性肾炎，即慢性肾小球肾炎，系指以蛋白尿、血尿、高血压、水肿为基本临床表现，起病方式各有不同，病情迁延，病变缓慢进展，可有不同程度肾功能减退，最终将发展为慢性肾衰竭的一组肾小球病。由于本组疾病的病理类型及病期不同，主要临床表现各不相同，疾病表现呈多样化。

多数患者病因不明，与链球菌感染并无明确关系，据统计仅15%～20%患者因急性肾小球肾炎转变而至。此外，大部分慢性肾炎患者无急性肾炎病史，故目前较多学者认为慢性肾小球肾炎与急性肾炎之间无肯定的关联，它可能是由于各种细

菌、病毒或原虫等感染通过免疫机制、炎症介质因子及非免疫机制等引起本病。

慢性肾炎因其主要症状不同而属中医“水肿”“虚劳”“腰痛”及“眩晕”的范畴，发病以正虚和标实相兼多见。以正虚为主者，可见肺、脾、肝、肾的亏损，以脾、肾亏损多见；以标实为主者，以湿热、瘀血多见。患者常虚实夹杂，故要标本兼治。

杨先生，35岁，为某外贸公司的跟单员，于体检时发现蛋白尿，24小时定量为1.5克，下肢轻度水肿，血压20／13千帕［血压正常值为（12～19）／（8～12）千帕］。杨先生的这个情况就属于典型的慢性肾炎。慢性肾炎除了用西药和中药方剂进行系统的规范治疗外，也可用小偏方进行辅助治疗，以缓解蛋白尿、血尿、水肿、高血压等症状。

《冷庐医话》中有黄芪粥的记载，有人凭据这个启发创制黄芪粥医治慢性肾炎，处方详见文前偏方 1 。此方对慢性肾炎、肾盂肾炎所致水肿，疗效较好，对消弭蛋白尿也有效果。

单用黄芪糯米煮粥也有效果。其做法是：取黄芪30～120克，糯米30～50克，先煎黄芪，取汁，后入糯米，熬粥，逐日食用。黄芪粥是中国传统的药粥，在宋代曾经流行，苏轼有诗“黄芪煮粥荐春盘”，可见苏轼对其之喜爱。

而用黄芪蒸鸭也可以收到不错的食疗功效。其具体做法见文前偏方 2 。

黄芪，《神农本草经》中将其列为上品，《本草纲目》始称黄芪。目前，我国供药用的黄芪，主要为豆科多年生草本植物蒙古黄芪和膜荚黄的干燥根，是一种常用的补益中药，性微温味甘，具有补气升阳、益卫固表、托毒生肌、利水消肿之功。肾脏疾病工作者将黄芪应用于肾脏疾病的治疗。

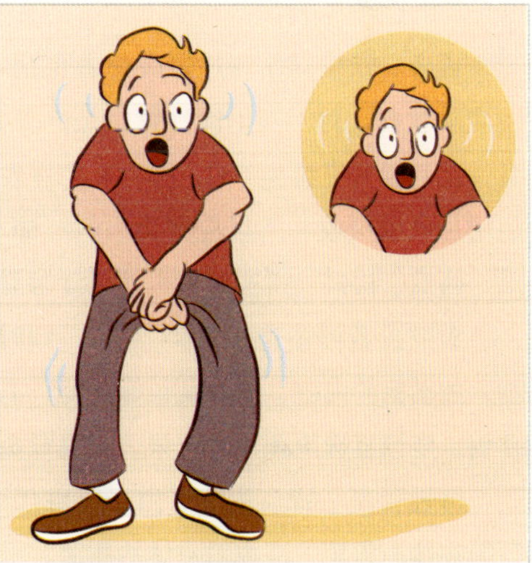

◎憋尿容易引起慢性肾炎或尿路感染，还会造成膀胱损伤，要尽量避免。

黄芪对GBM（肾小球基底膜）电荷和机械屏障有保护作用，从而降低肾性蛋白尿；黄芪可通过加强含apoB（载脂蛋白-B）脂蛋白的降解和清除，起有效的降脂作用；黄芪有直接利尿作用，能使水肿减轻；黄芪有抗凝作用，改善肾内微循环、保护肾脏功能、改善血液高凝状态；黄芪能通过对肝细胞核酸代谢的直接作用，提高血浆蛋白水平、促进肝脏蛋白的合成、改善肾病综合征时的蛋白质的代谢紊乱。

黄芪还具有降压、减轻庆大霉素肾毒性等作用。总之，黄芪治疗肾脏疾病具有多方面的作用机理，是一味行之有效的药物。但是，由于肾脏疾病发病机理的复杂性，临床治疗中，黄芪尚需与其他药物配合应用。

在这里还要提醒各位在办公室里长期久坐的白领男性朋友，一定要给自己预留“中场休息时间”，切勿憋尿。我在临床工作多年，就收治过不少因憋尿引起的慢性肾炎和尿路感染的白领。

许多人一定很不理解憋尿和慢性肾炎有什么关系。其实大多数人都出现过憋尿的情况，特别是工作比较忙或坐下就起不来的人。事实上，看似小事，这一憋就憋出了尿路感染或慢性肾炎。长期憋尿还可能引起膀胱损伤。因为控制膀胱收缩的神经分布在膀胱壁的肌肉里，憋尿太久，会使神经缺血或过度胀扯而受损，造成小便疼痛、尿频等后遗症。引起慢性肾病的病因很多，并不都是疾病等因素，要预防就应当从日常生活习惯开始。

再者，饮食对于慢性肾炎患者也是十分重要的，有时甚至有直接的影响，故而注重饮食，对于防治慢性肾炎是很有必要的。慢性肾炎患者要摄入充足的维生素，尤其要补充维生素C，因为长期慢性肾炎的患者可有贫血症状，补充维生素C能增加铁的吸收，所以应多食用西红柿、绿叶蔬菜、新鲜大枣、心里美萝卜、黄瓜、西瓜、柑橘、猕猴桃和天然果汁等健康食品。

食欲差者可补充维生素C制剂，同时应多补充B族维生素和叶酸含量丰富的食物，如动物的内脏、绿叶蔬菜等食品，有助于纠正贫血。高血钾时要忌食含钾高的食物，要慎重选用蔬菜和水果。慢性肾炎的病人要忌食糖类饮料和刺激性食品。

慢性肾炎、肾衰竭患者由于肾脏代谢能力下降，体内主要毒素如尿素氮、肌酐等在体内积聚，造成对身体的损害，而这些毒素均为蛋白质的代谢产物，因此慢性肾衰病人应强调低量优质蛋白饮食。有的病人认为素食不含蛋白质，因此长期素食。实际上这是对食物蛋白质的误解。

食物蛋白质来自植物蛋白和动物蛋白两方面，虽然大多数植物蛋白质的含量较动物蛋白质含量低，但日常主食如大米、面粉的蛋白质含量在8%～9%，豆类及豆制品的蛋白质含量可达20%以上，由于植物蛋白含必需氨基酸较少，且含钾高，因此不适合慢性肾炎病人。

患者要辩证地选择适合自己的饮食方案，科学地安排适合自己的饮食习惯，患者也要注意方法的选择，避免病症的加重，促进治疗的效果。

慢性肾炎患者在服用西药前，一定要仔细阅读说明书，要是在说明书上发现有“肾功能不良者慎用”的提示，慢性肾炎患者就一定要谨慎服用；就医时一定要向医生说明，在医生的指导下安全用药。

相关偏方

1.茯苓赤小豆粥： 取云茯苓25克，赤小豆30克，大枣10枚，粳米100克。先将赤小豆用冷水浸泡半日后，同云茯苓、大枣、粳米煮为粥。早晚餐温服食。

2.茅根豆粥： 取鲜茅根、粳米、赤小豆各200克。鲜茅根加水适量煎汁，去渣后加入粳米、赤小豆，煮成粥。每日分3～4次服食。

3.玉米豆枣粥： 取玉米、大枣各50克，白扁豆25克。共煮成粥，每日食用1次。

4.灯芯花鲫鱼粥： 取灯芯花适量，鲫鱼1～2条，白米30克。将鲫鱼去鳞和内脏，用纱布包好，与灯芯花、白米同煮成粥。连服2～4次。

5.郁李苡仁粥： 取郁李仁50克，薏苡仁60克。先将郁李仁水煎取汁，去渣，以郁李仁汁代水，入薏苡仁，如常法煮粥，煮至薏苡仁开花烂熟成为稀粥。每日2次，早晚餐温热服食。

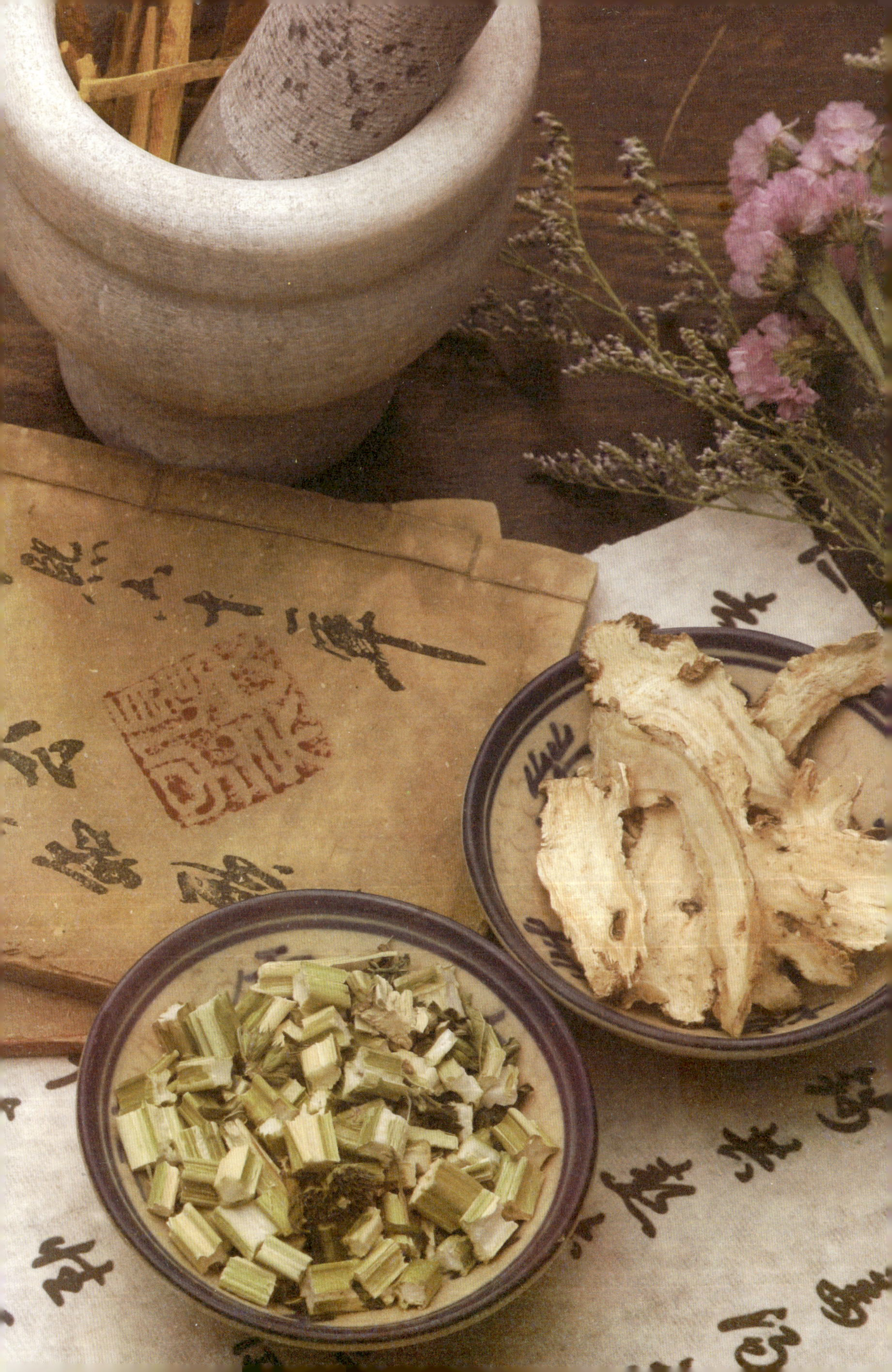

第三章

神奇古老小偏方，戒烟醒酒护肝肺

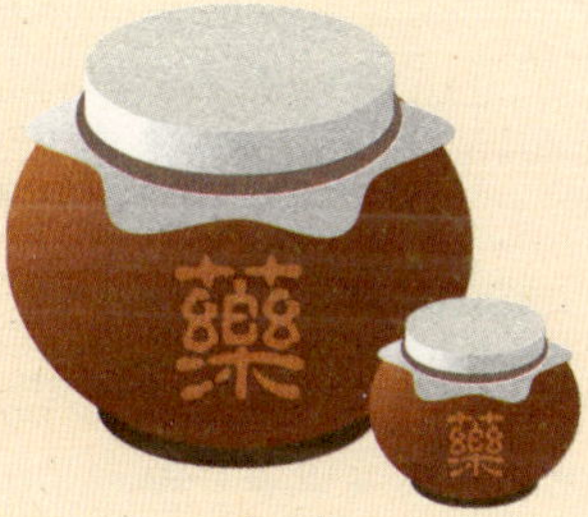

在中国人的观念里，男人似乎天生就应该吸烟、喝酒。所以不吸烟、不喝酒的男人，不仅会被认为没有男子汉气概，有时还会被称为“女人气”。随着时代的发展，烟酒已然成了一种男人之间的社交工具。不过千金易得，健康难买，男人的身体才是扛起一个家的本钱。“不抽烟、少喝酒”，健康才会随之而来。

本章精选出最经典、最有效的醒酒、戒烟老偏方，来帮您塑造一个健康好身体，同时也选用了一些养肺、护肝的老偏方，帮您远离肝肺疾病的困扰。

1.中药戒烟糖，帮你戒掉戒不掉的烟瘾

症状	顽固烟瘾
偏方1	中药戒烟汤 取鱼腥草30克，地龙、远志各15克，藿香、薄荷、甘草各10克，人参5克。水煎，每日1剂，分4~5次服用。可以消除戒烟产生的各种身体不适。 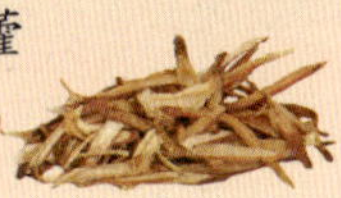
偏方2	中药戒烟糖 取藿香60克，鱼腥草50克，地龙、远志各45克，薄荷、甘草各30克，白人参15克。将上药放入砂锅内，加水煮3次，每次煮20分钟（即第一次煮好后把药液倒出来，然后再加水煮第二次，之后把两次药液混合一起继续煮），待熬至浓稠状态时，加入白砂糖200克、口服葡萄糖粉50克，继续熬至成丝状不粘手时，停火，趁热倒入表面涂有食用油的大搪瓷盘中，稍冷后将糖分割成若干小块，经常含服。 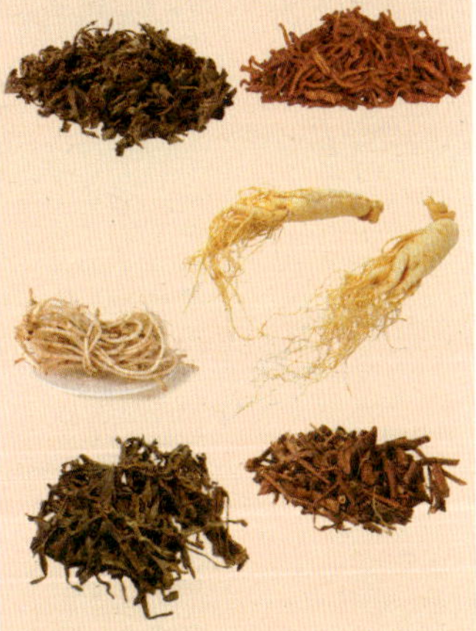

不吸烟的人很难理解香烟对于有顽固烟瘾者的诱惑，发生在江苏的一起盗窃案就是一个匪夷所思的例证。一个犯了烟瘾的醉汉，情急之下翻入一家已经打烊的商店，没料到偷烟时惊醒了店主。醉汉打伤店主后逃跑，最终被判刑4年。

很多吸烟的人不承认烟草的诱惑力。他们总是说："我只是抽着玩。"但几乎所有的烟民都有这样的感受：一旦手边没有香烟，他们会感到焦躁不安。其实，这就是烟瘾。全世界有11亿人被烟瘾牢牢控制，也就是说，每6个人中，就有1个吸

烟成瘾。世界卫生组织预测说，如果全球烟草使用情况得不到有效改观，烟民数量还将持续上升，到2025年，全球烟民人数将升至17亿以上。

马克·吐温说："戒烟是世界上最容易的事情，我已经戒过几千次了。"幽默的文学大师也是受困于香烟的烟民之一。尽管大多数人都能够认识到吸烟对健康的危害，但是戒除烟瘾对于大多数人来说却意味着痛苦。烟民之所以难以摆脱烟草诱惑，主要是长期吸烟的人对烟草中所含主要物质尼古丁产生上瘾的症状。尼古丁在进入正常人身体十几秒后，就会入侵大脑，释放让人有欣快感的多巴胺。而且这也是为什么大多数人在主观上感觉吸烟可以解除疲劳、振作精神，但兴奋之后，神经系统又会出现抑制，为了再次获得欣快感，不少人会继续抽烟，周而复始并产生烟瘾。

吸烟者戒烟要经历几个阶段：考虑前，考虑戒烟，准备戒烟，采取戒烟行动，维持戒烟状态或复吸。许多人在彻底戒烟之前可能会反复重复以上过程，但也有一些人反映他们发现戒烟比想象的要容易。不同的阶段需要不同的建议和处理。

世界卫生组织从20世纪90年代开始在全球大力推广"尼古丁替代疗法"，目前国际上应用"尼古丁替代疗法"的控烟用品有尼古丁贴剂、尼古丁口胶剂、尼古丁喷鼻剂、尼古丁吸入剂，还有尼古丁舌下含片等，但这些产品都有一个共同的弱点，就是只能解决吸烟者生理上的依赖，无法克服吸烟者因戒烟而产生的沮丧、发怒、焦虑不安、注意力减退及失眠等心理问题，更无法满足吸烟者的行为习惯。

今年34岁的罗先生已经是有10年烟龄的老烟民了，每天至少要抽1～2包烟。一年半前，考虑到家中孩子年纪小，常年吸二手烟会影响健康，于是，罗先生下定决心要戒烟并接受中医治疗。

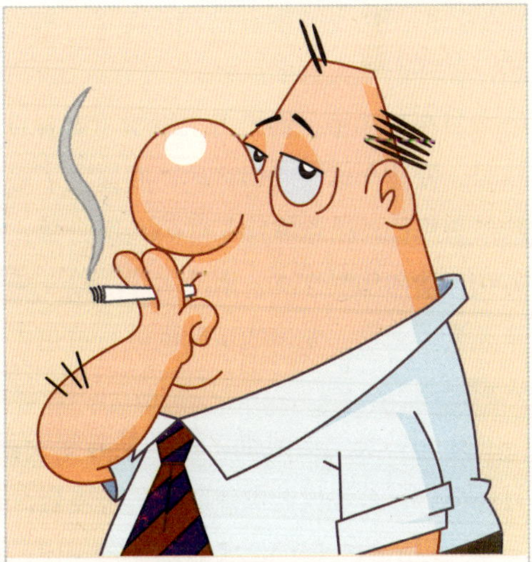

◎烟民之所以难摆脱烟草诱惑，主要是因为对烟草中所含的尼古丁上瘾。

与西医替代疗法、厌恶疗法不同，针灸戒烟的原理是穴位、外力刺激，减轻失眠、焦虑、紧张、精神萎靡、肌肉无力、食欲下降、消化不良、便秘等症状，帮助烟民渡过戒掉烟瘾这一难关。

具体做法如下：取列缺、迎香、合谷、足三里、甜味穴，每日针灸，5次为1疗程，4个疗程就可以缓解因吸烟带来的不良症状。而用手指单按甜味穴，也会取得一定的缓解作用。上述所取穴位中，最神奇的当属“甜味穴”，又称“戒烟穴”。伸出手掌，让手掌的背面朝上，跷起大拇指，在大拇指根部有一处凹陷的地方，取凹陷处与手腕骨凸出的中间位置，用力按下去有胀胀的感觉，这个地方就是“甜味穴”。针刺或用力按压这个穴位，能让吸烟者嘴里产生苦味和喉咙干燥等感觉，从而厌恶吸烟。抽烟关乎呼吸系统，而甜味穴是肺经上的穴位，因此烟民们吸烟前刺激此穴位有辅助戒烟的作用。

除了用针灸的方法外，中医独有的“戒烟汤”和“戒烟糖”也有一定的辅助戒烟效果。其具体做法如文前偏方1和偏方2。戒烟糖具有补气扶正、醒脑提神、解毒祛痰的功效，不仅能辅助戒烟，而且还可改善由于吸烟而引起的咳嗽、多痰、口干、舌燥等症状。

吸烟对身体的危害已经被医学界公认，每年大约有500万人死于与吸烟有关的疾病，而受到“二手烟”侵害的人数更是难以估算。有资料表明，长期吸烟者的肺癌发病率比不吸烟者高10～20倍，喉癌发病率高6～10倍，冠心病发病率高2～3倍，循环系统发病率高3倍，气管炎发病率高2～8倍。

早在1980年，世界卫生组织（W.H.O）以“要吸烟还是要健康，任君选择”为口号，发动全球性戒烟运动，并提出了每年一度的世界戒烟日。近年来，不少国家除了采用行政措施规定某些公共场合禁止吸烟外，国际上还盛行过各种各样的戒烟方法。诸如催眠疗法、电冲击疗法以及所谓的剥夺感观疗法（即将吸烟者关闭在完全无光、无物、无声的房间内施行戒烟）等，但有效率往往只在20%左右，颇不令人满意。

应用针灸之法戒烟，可谓是异军突起。针灸戒烟，在古代中医针灸典籍中未见记载，它是现代针灸保健的一种发展。这一方法，最早是由国外的医师在20世纪50年代提出的。但广泛开展则在70年代，包括日本、美国、法国、前苏联等国家。由于它方法简便经济，收效迅速明显，无任何毒不良反应，愈来愈受到各国医学工作者的重视和吸烟者的欢迎。目前已发展至全球的许多国家。从20世纪80年代初期起，我国有关针灸戒烟的临床报道开始迅速增多，且很快跃居各国之首。

不过有顽固烟瘾者除了用针灸戒烟和含服中药戒烟糖之外，可按照下列方法保持戒烟“战果”，以期达到早日彻底戒烟的目的。

①饭后刷牙或漱口，穿干净没烟味的衣服；②用钢笔或铅笔取代手持香烟的习惯动作；③将大部分时间花在图书馆或其他不准吸烟的地方；④避免到酒吧和参加宴会，避免与烟瘾很重的人在一起；⑤将不抽烟省下的钱给自己买一个礼物；⑥两餐之间喝6～8杯水，促使尼古丁排出体外；⑦每天洗温水浴，忍不住烟瘾时可立即淋浴；⑧在戒烟的日子里要充分休息，生活要有规律；⑨饭后到户外散步，做深呼吸15～30分钟。

相关偏方

1.南瓜藤：南瓜藤250克，洗净捣烂取汁，加红糖适量，开水冲后代茶饮。

2.地龙鱼腥草方：取地龙、鱼腥草各12克，远志15克，加水500毫升，煎至250毫升，放凉之后，早晨空腹服用。

3.绿茶薄荷方：取绿茶、薄荷、藿香、甘草各等份，白砂糖少许，水煮当茶饮服，每日8～12次，连用2～3天。

4.戒烟贴：将味精、肉桂、丁香各等份研细，每次取0.5克，加适量医用凡士林调成膏状，或者加入少许酒做成药饼，贴敷于合谷穴（即虎口，在手背第一、二掌骨间，第二掌骨桡侧的中点）、甜味穴（翘起手拇指,在近腕部的拇指尽头、二筋之间，有一凹陷深窝便是该穴），外用胶布固定，24小时之后取下，连贴2～3次。

5.六神丸贴：取六神丸一粒，用胶布（约1厘米见方）粘住，贴在双手手腕部的甜味穴上。两只手轮流按压，每天按压数次，1周换1次。

2.开怀大笑，秋季养肺好方法

症状	秋燥引起的干燥症	
偏方1	桑菊芦梨煎 取桑叶、菊花各15克，芦根、梨皮各30克，水煎服。	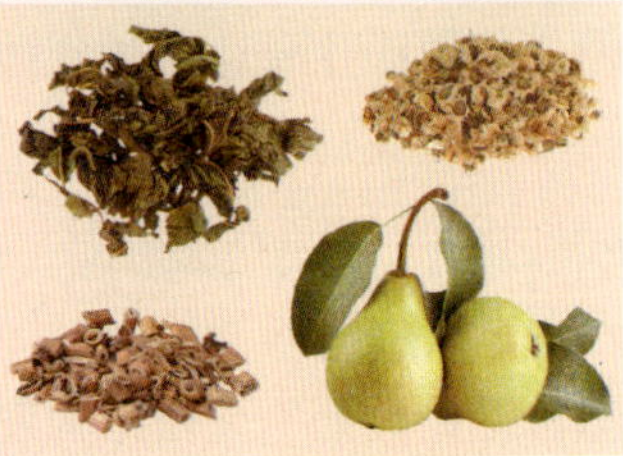
偏方2	百合蜂蜜汤 用新鲜百合50克泡洗干净。与蜂蜜30克一起煎汤，每日一次。	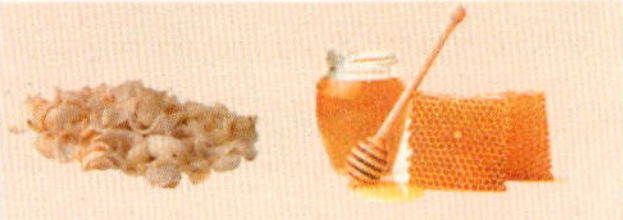

秋季既是养肺之际，又是伤肺之时。燥是秋季的主气，这个时节的人体极易受燥邪侵袭而伤肺。我国自古有燥令伤肺之说。秋燥又可分为“温燥”和“凉燥”，前者见于初秋天气尚热或久晴无雨的时候；后者则见于深秋天气转凉之时。但无论温燥还是凉燥，其结果都会导致阴津耗损，出现皮肤干燥和体液丢失等症状，并伤及人体肺部，可表现为口干、唇裂、鼻塞、咽痛、阵发性干咳，甚至流鼻血或咯出带血的痰等一系列类似上呼吸道感染的“干燥症”。一旦出现可疑的“干燥症”不要不当回事，而应及时调治以润燥，解除对肺乃至全身的“威胁”。

近半个月来，马先生一家三口都出现不同程度的不适症：除了感到口干舌燥之外，马太太早上起床还感到鼻子里紧绷绷的，干得十分难受，似乎一不小心就会绷出血来；12岁的儿子一早刷牙则直嚷喉咙痒，并伴有一声声干咳，感觉很不清爽；马先生则出现头痛、鼻塞、手脚心发热的症状，疑似感冒，但又似乎不像是感冒，他本来以为多喝点儿水，过几天就好了，但这两天他甚至出现嘴唇开裂情况，痛得他喝水吃饭都十分难受。无奈之下，他只得求助于中医调理，并同时将一家人的症状向我请教。我告诉马先生，他们一家是被“秋燥”击中了，可用桑菊芦梨煎（详见文前偏方1）。考虑到马先生有口唇裂开的症状，我就嘱咐他另外用一个方子：取红萝卜20克，马蹄、杏仁、蜜枣、陈皮各适量，加水煎饮。

前一个方子主要是有较好的清热润燥的功效，对症治疗“秋燥”有奇效。后一个方子滋阴之力更强，所以可治嘴唇开裂。按照我开的方子，马先生一家服完一周之后，秋燥症已然完全消失。

其实，还有一个十分简单且效果很好的偏方，即百合蜂蜜汤（详见文前偏方2），对秋季养肺有显著效果。

每年一到入秋，我院门诊的咽痛、干咳、鼻出血的患者都会较其他季节有所增多。“肺主一身之气，要防治干燥症，关键在于养肺。”入秋后，当温度和湿度发生较大变化或是病人遭病毒、细菌感染时，其鼻咽部刚开始是黏膜皱缩而感觉干燥，继而因充血而有痛感，出现鼻咽部发痒不适、干灼疼痛、干咳少痰；由于鼻咽部黏膜表面的蛋白结构发生了变化，气管喉头黏膜发病而咳嗽不止，称为“燥咳”。如果不及时治疗，可能会酿成气管炎和支气管炎，使肺部更受伤。此外，由于肺的功能受到抑制，机体可能出现供氧不足，可造成皮肤瘙痒、毛发枯萎等，还可出现便秘症状。

养肺的方法多种多样，“笑”可能是最“便宜”也很有效的一种。中医有“常笑宣肺”一说。笑为心声，能克肺金的悲忧。多笑一笑，就能减少悲伤忧愁。笑有助于宣发肺气，有利于人体气机的升降。

而现代医学也有研究证明，笑对机体来说的确是最好的一种“运动”，不同程度的笑对呼吸器官、胸腔、腹部、内脏、肌肉等器官有适当的协调作用。尤其是对呼吸系统来说，大笑能使肺扩张，人在笑中还会不自觉地进行深呼吸，清理呼吸道，使呼吸通畅。另外，人在开怀大笑时，可使更多的氧气进入身体，随着流畅的血液行遍全身，让身体的每个细胞都能获得充足的氧气。

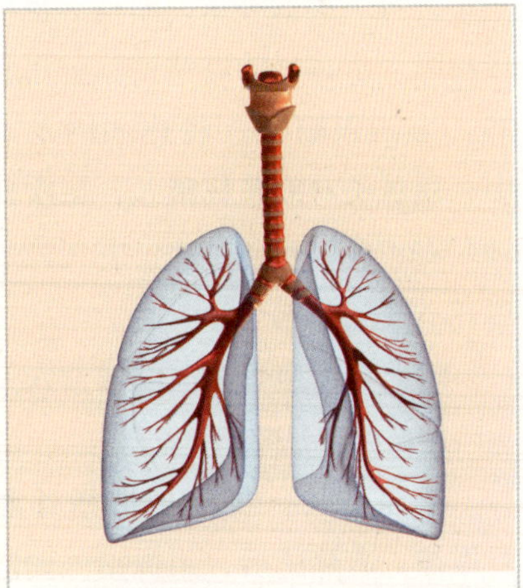
◎肺主一身之气，要防治干燥症，关键在于养肺。

每日笑一笑，能够消除疲劳，解除抑郁，宽胸理气，恢复体力，增进食欲。在这里提醒一下，笑虽可祛病健身，但必须适度，否则会乐极生悲。尤其是患有高血压和动脉硬化者及手术后的病人都不宜放声大笑、狂笑。孕妇也不宜经常大笑，以免造成腹部猛烈抽搐致早产或流产。

根据中医“燥则润之”的原则，在出现鼻燥、唇干、咽痛、干咳时，除了要多喝水、多吃果蔬，避辛辣食品刺激之外，一日三餐时也可适当煮些滋阴养肺的粥来喝。方法很简单，可视个人症状选滋补肺阴、清除燥热的银耳、百合、银杏、莲藕、莲子、菱角等药材或食物入粥，秋燥之症便可很快缓解。

除了上述方法之外，防治秋燥还有不少很好的纯天然方法。

呼吸清肺：腹式呼吸扩大肺容量。

适度的呼吸动作有助于清肺。以下是两种比较简单有效的呼吸法，有兴趣的人不妨一试。

1.腹式呼吸法：伸开双臂，尽量扩张胸部，然后用腹部带动而呼吸，这种呼吸方式的目的是增加肺容量，尤其有利于慢阻肺和肺气肿病人病情的恢复。

2.缩唇呼吸法：快速吸满一口气，呼气时像吹口哨一样慢慢“吹”出，目的是让空气在肺里停留的时间长一些，让肺部气体交换更充分，支气管炎病人可常做。

上述呼吸法最好每天早晚各练一组，每组次数可量力而行。也可直接用吸入水蒸气的办法使肺脏得到滋润。方法很简单：将热水倒入茶杯中，用鼻子对准茶杯吸入，每次10分钟左右，可早晚各一次。有气管炎的患者不适合此法。

睡前多按迎香穴、叩肺俞穴，对预防肺部疾病有极好的效果。

按迎香穴：将两手拇指外侧相互摩擦，有热感后，用拇指外侧沿鼻梁、鼻翼两侧上下按摩60次左右，然后，按摩鼻翼两侧的迎香穴20次（位

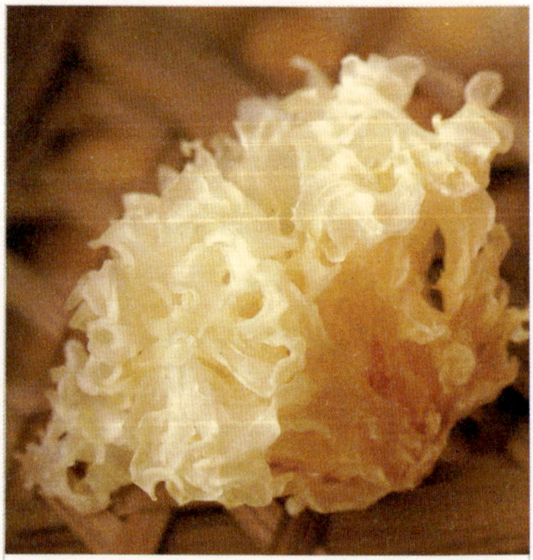

◎银耳滋补肺阴、清热除烦，是秋季防燥佳品。

于鼻唇沟与鼻翼交界处），每天早晚各做1～2组。

叩肺俞穴：每晚临睡前端坐椅上，两膝自然分开，双手放在大腿上，头正目闭，全身放松，意守丹田。吸气于胸中，两手握成空心拳，轻叩背部肺俞穴（位置在背后第三胸椎棘突下，左右旁开二指宽处）数十下，同时抬手用掌从两侧背部由下至上轻拍，持续约10分钟。这种方法可以舒畅胸中之气，有健肺养肺之功效，并有助于体内痰浊的排出，且可通脊背经脉，预防感冒。

此外，健肺气功和耐寒锻炼都是不错的选择。

健肺气功：秋主收藏，故进行锻炼时应以静功为宜。比如，可在每日晚餐1～2小时后，先慢走10～15分钟，然后找一个环境安静、相对开阔的地方，站定后全身放松，两眼向前平视，双足迈开与肩同宽，双掌相搭，掌心向上，放于肚脐下3厘米左右的位置，吸气时收腹，再缓缓呼气放松。练习半小时，对健肺很有帮助。

耐寒锻炼：通常用冷水洗脸、浴鼻，身体健壮的人还可用冷水擦身、洗脚甚至淋浴。有研究表明，适当的冷水锻炼对预防伤风、感冒、支气管炎等呼吸道疾病有一定的效果。除了冷水锻炼外，还可选择一些有助于提高抗寒能力的有氧运动项目，如登山、冷空气浴、坚持秋冬泳等。

相关偏方

1.百合粥：取百合50克，大米100克。先将百合与大米分别淘洗干净，加水用小火煨煮。等百合与大米熟烂时，加糖适量即可食用。

2.银耳粥：取银耳10克，发泡后加入大米100～150克淘净同煮，加适量蜂蜜搅匀即可。

3.山药粥：取山药100克，大米150克。山药洗净切块，大米淘净，同煮粥，1日分两次食用。

4.马蹄雪梨汁：取马蹄250克，雪梨1个。将马蹄洗净去皮，梨洗净去皮、核、切片后，一同绞汁，并用凉开水将汁稀释后，视个人口味加些许白糖拌匀饮用。

3.醉酒好难受，葛花解千愁

症状	醉酒	
偏方1	葛花解酲汤 取葛花、砂仁、白蔻仁各15克，青皮9克，炒神曲、白术、干姜、泽泻各6克，陈皮、人参、茯苓、猪苓各4.5克，木香1.5克。将上述13味药研成细末，每次取9克，用白开水冲服。	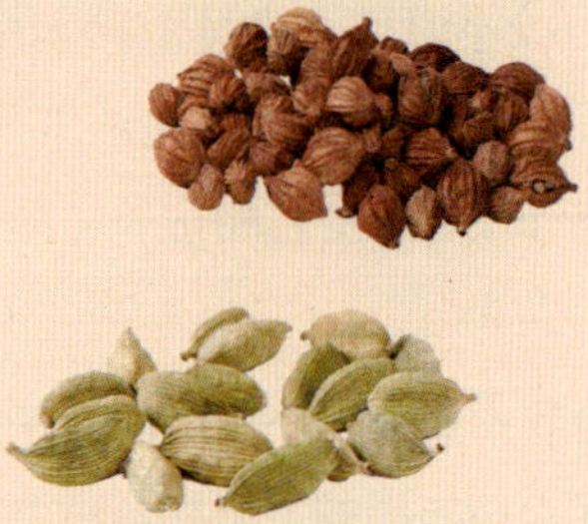
偏方2	雪梨解酒 取雪梨2～3个，洗净，切片捣成泥状，用纱布包裹压榨出汁后饮服。	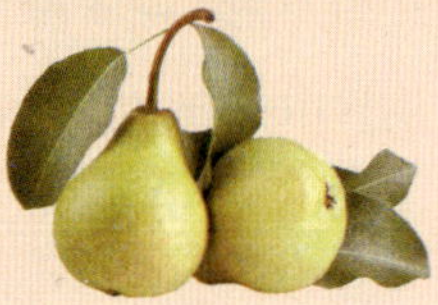

醉酒指喝醉了酒的状态，在医学上，醉酒叫作急性酒精中毒，是由于一次饮入过量的酒精或酒类饮料引起的中枢神经系统由兴奋转为抑制的状态，表现为一系列的中枢神经系统症状，并可对肝、肾、胃、脾、心脏等人体重要脏器造成伤害。是否醉酒，可据其表现判定：

1.愉快：血液中酒精浓度为0.02%～0.04%，对人体有略微的影响，详细表现为心情愉快。

2.激动：血液中酒精浓度为0.05%，此时喝酒者表现得十分快活，情绪激动，说话较多，声音也很大。

3.稍有醉意：血液中酒精浓度为0.1%左右，喝酒者有稍微脚步不稳情况，有睡意。

4.微醉：血液中酒精浓度为0.2%，此刻的表现为话特别多，且重复说同样的话，几乎不能单独行走，别人扶持时也有些歪歪斜斜的。

5.大醉：血液中酒精浓度为0.3%，此刻的喝酒者言语不清，步履和表情都很异常，有的甚至易哭易笑，乱扔东西，常强调自己没醉。

6.酩配大醉：血液中酒精浓度为0.4%，表现为动作痴钝，言语含糊不清，无论在哪里，躺下就睡，往往会呕吐。

7.烂醉：又称为昏睡期，血液中酒精浓度为0.5%，处于颓倒状态，假如血液中酒精浓度为0.8%～1%，就可能导致中毒甚至死亡。

23岁的小薛是一家医药器械公司的业务员，出去跑单，难免要陪客户喝几杯。可是偏偏他的酒量一般，经常是一瓶啤酒还未喝完，人就晕晕欲倒。在一次应酬中，小薛因为不胜酒力，呕吐不止，整整两天茶饭不思、滴水未进。小薛的父亲是我初中时的一个朋友，看到自己的儿子天天这样遭罪，心里十分难受，就打电话给我，想讨一个解酒的方子。于是我便邮寄了几包药给小薛，然后让他每天晚上用开水冲服，看看效果如何，如果确实疗效较好，我就直接把方子写给他，让他按方抓药就是。

果然，一个星期后小薛的父亲就打电话跟我说，那个解酒的方子很管用，再也没有看到小薛一回来就上吐下泻的，自己也安心了不少。我怕电话里说不清楚，就直接通过短信把葛花解酲汤（详见文前偏方1）给他发了过去。葛花解酲汤见于《兰室秘藏》一书，它主要用于饮酒过度、湿伤脾胃。因饮酒过度或湿伤脾胃导致晕眩呕吐、胸膈痞闷、饮食减少、身体疲倦、小便不利或腹泻，都可以使用。

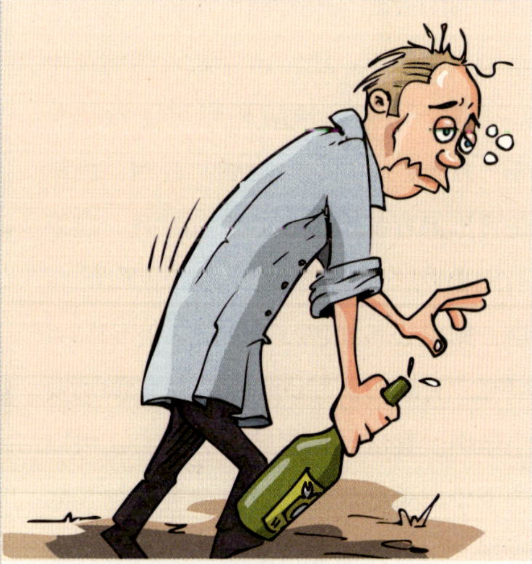

◎醉酒似乎让人飘飘欲仙，实际上是急性酒精中毒，对身体有很大损伤。

该方是温脾胃、消酒积、利湿清热的效方，虽为治疗酒积之症而设，然其方配伍精当，力专效著，在芳香化湿、淡渗利湿之中，又寓以温中健脾，故临床上不拘于酒积之症，亦适用于其他湿热为患之症，如胃脘痛、腹泻、眩晕等。葛花中的皂角苷、异黄酮类具有氧化还原作用，加速酒精氧化，可使乙醇失去毒性，收缩和保护胃肠黏膜，减缓酒精的吸收，阻碍酒精快速大量地进入血液循环。

如果大家嫌上面的方法太过麻烦，还可以试试用纯食材来解酒。

1.雪梨解酒：取雪梨2～3个，洗净，切片，捣成泥状，用纱布包裹榨汁后饮服。

2.甘蔗解酒：将洗净除皮的甘蔗，切成小段榨汁饮用，有解酒作用。

3.马蹄解酒：取马蹄（即荸荠）10多只，洗净，捣成泥状，用纱布包裹压榨出汁饮服（此法最适宜于饮高粱酒等烈性酒醉患者）。

4.芹菜解酒：取芹菜适量，洗净，切碎，捣烂，用纱布包裹压榨出汁饮服（此法可解酒醉后头痛脑涨、颜面潮红等症）。

5.生姜解酒：酒醉后有恶心呕吐者，可取小块生姜含于口内，可止呕吐。

6.豆腐解酒：饮酒时宜多以豆腐菜肴做下酒菜。因为豆腐中半脱氨酸是一种主要的氨基酸，它能解乙醇的毒性，食后可促进体内的乙醇迅速排泄。

亲朋相聚，免不了多喝几杯。饮酒过多后，大量的酒精进入胃和血管，一些不胜酒力的人就会因醉酒出现各种不适，不但自己遭罪，还常常令家人和朋友不知所措。该如何预防和应对这种状况呢？首先，不要空腹喝酒，否则，酒精在胃里很容易被吸收，导致醉酒。建议喝酒前吃一些富含淀粉和高蛋白的食物，如点心、面包、鸡蛋等，它们都可以减少胃肠对酒精的吸收，降低醉酒发生概率。其次，如果眩晕、恶心，可以用半个白菜心切丝后，拌少量白糖和醋食用，这种方法能快速解酒。再者，如果出现醉酒情况，千万别喝浓茶。有人说，喝醉了可以喝点儿浓茶解酒。其

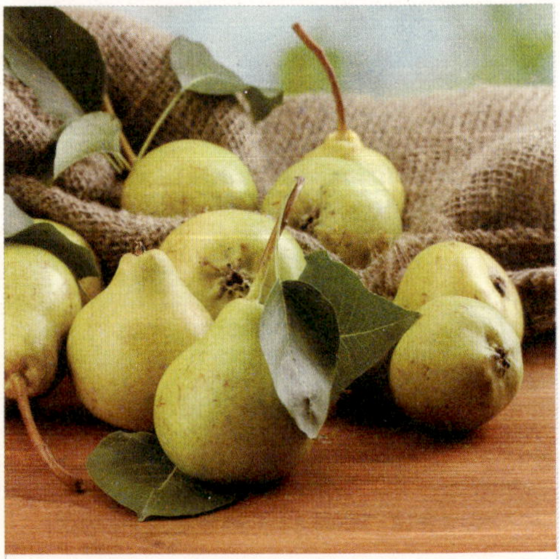

◎用雪梨去皮榨汁饮用是一种很好的解酒方法。

实，以茶解酒不但不科学，而且有伤身体。早在明朝李时珍的《本草纲目》中，就明确记载了酒后饮茶的危害：“酒后饮茶伤肾，腰腿坠重，膀胱冷痛，兼患痰饮水肿、消渴挛痛之疾。”酒后喝茶，特别是喝浓茶，确实会对肾脏造成不良影响。酒精首先在肝脏内进行代谢，在氧化酶的作用下先是被氧化为乙醛，进而被氧化为乙酸，乙酸又可进一步被氧化为二氧化碳和水，再分别经肺和肾排出。茶的主要成分茶碱有利尿作用，浓茶中的大量茶碱更能迅速发挥利尿作用，促使尚未分解的乙醛过早地进入肾脏，而乙醛对泌尿系统有很大的损害作用。

如果醉酒严重，身边的家人朋友要及时帮忙。首先让醉酒者静卧休息，把衣领、领带解开；呕吐时，使醉酒者屈身侧卧，切勿俯卧或仰卧，以免缺氧或将呕吐物吸入气管，导致窒息；一旦发生误吸，要立刻抽去枕头，将头偏向一侧，拍背使吸入物排出；恶心感严重又无法自行呕吐的，可以喝点儿醋水或白开水，用筷子等刺激其咽部催吐；如醉酒者出现昏睡不醒、皮肤湿冷、抽搐、昏迷等症状，应马上送医院急救。

相关偏方

1.清热解酒方：取枳棋子32克，绿豆50克，苦丁茶3克，陈皮10克，救必应12克，茅根25克，白蔻仁5克（后下），佩兰8克（后下），甘草8克。上药加500毫升水，水煎成300毫升，日分2次服。可连服3～5剂。可清热解酒，治酒醉、嗜睡，或疲倦乏力。

2.葛花解酒方：取葛花25克，鸡蛋花15克，黄芩8克，石菖蒲20克，生石膏30克，胆南星8克，郁金12克，鸡骨草18克，苍术10克，蜜枣3枚。水煎成300毫升，每日分3次服。可治饮酒过多或醉酒，症见头痛、步行不稳或舌舌苦黄厚而秽，满口酒气。

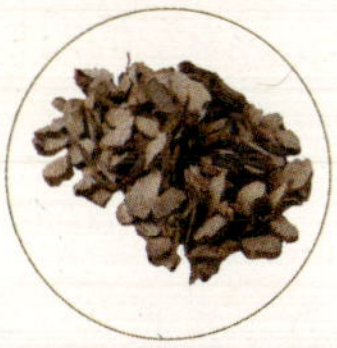
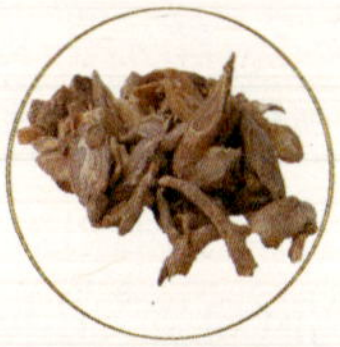
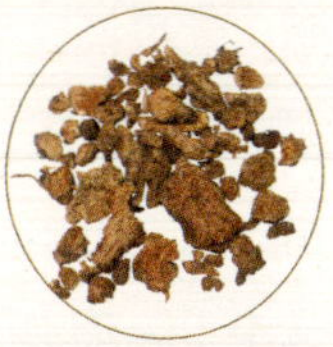

4.保肝护肝有偏方，甘草鸡肝齐上阵

症状	肝功能异常	
偏方1	甘草泡水 每天取甘草20克，泡水喝。	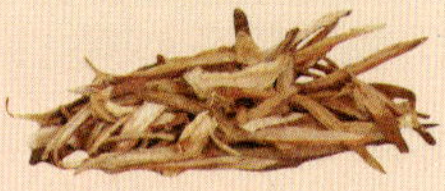
偏方2	鸡肝粥 取新鲜鸡肝3个，大米100克，同煮为粥食用。	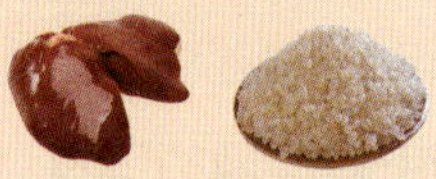

中医认为，肝为五脏之一，居于右胁部，是人体重要而且最大的脏器之一其阴阳属性为阴中之阴，又称厥阴。肝具有升发、喜条达、恶抑郁、体阴而用阳特性。其功能为主疏泄、主藏血、主筋华爪、开窍于目。此外，还有主藏魂、司生殖的作用。这种认识基本上包括了西医讲的肝脏生理及一系列代谢功能和一部分中枢神经系统、自主神经系统、血液系统、消化系统等某些功能。

《黄帝内经》中提到："肝者，将军之官，谋略出焉。"肝脏对于人的意义，不言而喻。随着时代的发展和社会压力的增大，人们对于肝脏越来越疏于护养。很多忙于应酬的人，经常凌晨一两点钟还不睡。其实，这是非常伤肝的，现在有很多得乙肝、脂肪肝的人，就是不注意护养肝脏造成的。

许先生是某工程公司的项目负责人，是单位里的老黄牛，经常加班，又忙于应酬，觉得很容易疲乏，结果在单位组织体检的时候，发现肝功能指标不正常。曾经多次住院治病，打针吃药虽然能控制病情，但肝功能指标总是不正常，这让他觉得很麻烦，也影响工作。曾有肝病专科医生建议他使用干扰素，但是价格太高，他接受不了，加上服药时间长，还担心有不良反应。后来他听说我有不少护肝的好偏方，就找到我，希望能用简单点儿的方法来治病。于是我便推荐他一个简单又温和

的护肝养肝的方法，即喝甘草茶，在加班劳累时、喝酒应酬前都可以泡水饮用。于是许先生买了一大堆甘草，经常泡水服用。慢慢开始感觉没有以前那么劳累了，工作起来，也越来越有活力了。半年后去医院进行体检，许先生高兴地发现，他的肝功能指标非常正常。用甘草来保肝护肝及治疗慢性肝病，有着悠久的历史。这味药始载于《神农本草经》，被列为上品，书中认为它"主治五脏六腑寒热邪气，坚筋骨、长肌肉、倍力气、解毒"；在《本草纲目》中也有关于它的记载："诸药中甘草为君……故有国老之号。"

现代医学研究表明，甘草里含有甘草酸等有效成分，能够防止肝细胞损害，进而起到保肝作用；甘草还能通过改变细胞膜通透性阻止病毒进入肝细胞，达到抗病毒的作用。此外，它还能集中附着在肝细胞内抑制乙肝病毒，因此对乙肝的治疗具有比较明显的效果。临床上还以甘草为原料，制作了甘利欣、强力新等保肝护肝药物。在日本，有学者通过15年的跟踪研究，发现长期服用甘草酸的患者，肝脏的癌变率降低了50%。

值得注意的是，如果长期服用甘草，可能会引起血压升高、身体水肿。所以，高血压、肾功能损害的患者，一定要慎用甘草。如果要使用，必须在医生的指导下，严格遵照医嘱来使用。

俗语说"药补不如食补"，养肝也是如此。下面所列4种食物，对肝脏很有益处。

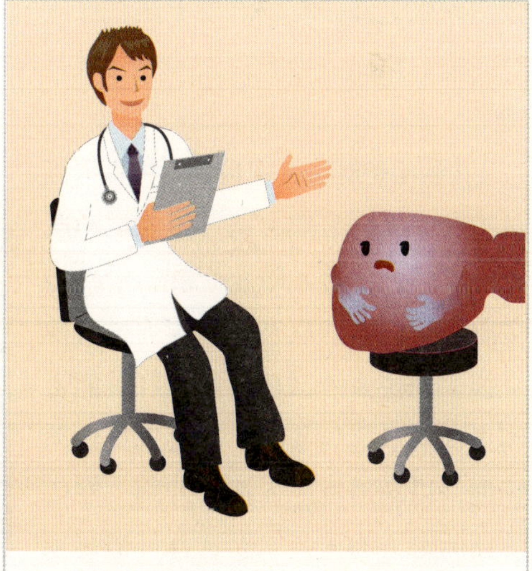

◎《黄帝内经》云："肝者，将军之官，谋略出焉。"足见肝之重要性。

1.以脏补脏，鸡肝为先：鸡肝味甘而温，补血养肝，为食补养肝之佳品，较其他动物肝脏补肝的作用更强，且可温胃。具体用法见文前偏方2。可治中老年人肝血不足，饮食不佳，眼睛干涩或流泪。此外，老年人肢体麻木者，也可用鸡肝5只，天麻20克，两味同蒸服，每日一次，服用半月，便可见效。

2.以味补肝，首选食醋：醋味酸

而入肝，具有平肝散瘀、解毒抑菌等作用。

3.补肝血、食鸭血 ：鸭血性平，营养丰富，肝主藏血，以血补血是中医常用的治疗方法。取鸭血100克，鲫鱼100克，白米100克同煮粥服食，可养肝血，辅治贫血，同时这也是肝癌患者的保肝佳肴之一。

4.舒肝养血，菠菜为佳蔬 ：菠菜为春天的应时蔬菜，具有滋阴润燥，舒肝养血等作用，对肝气不舒并发胃病的辅助治疗常有良效。

保肝护肝，除了用食疗方外，也可采用睡眠护肝法和运动护肝法：

1.睡眠护肝法：睡眠时人体处于卧位，肝脏能享受到更多的血液浇灌，加上身体处于休息状态，肝脏的负担最轻，故高品质的睡眠护肝功效显著。反之，睡眠质量差，尤其睡眠障碍，容易累及肝功能。医学专家已经注意到，一种称为睡眠呼吸暂停综合征的睡眠障碍可引起肝脏损害。不难明白，要提升睡眠质量，首要一条是要积极治疗睡眠障碍，如失眠、睡眠呼吸暂停综合征等。其次，晚间不要从事太过耗损脑力的工作，也不要熬夜，一些人之所以肝不好，经常熬夜与晚睡难辞其咎。中医学认为，一天之中人的睡眠有两个时辰最重要，一是午时（上午11点到下午1点），一是子时（晚上11点到凌晨1点），这4个小时也是骨髓造血的时间，流经肝脏的血液最多，有利于肝功能修复。换言之，你要把握好午睡与夜间睡眠，尤其是夜间睡眠，最好晚10点前上床，保证11点左右睡熟，为肝功能的修复做好铺垫。

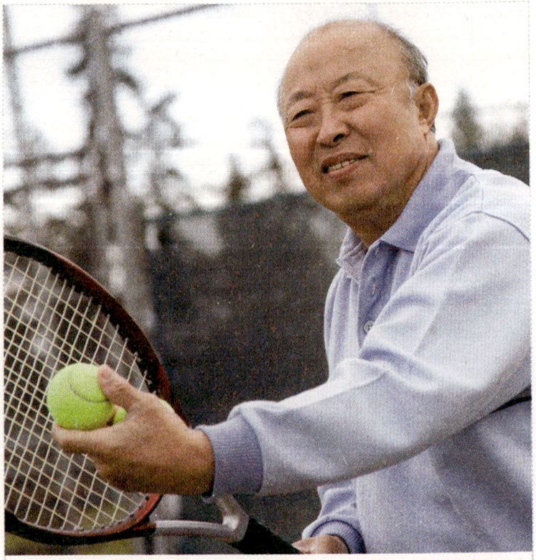

◎积极参加体育锻炼是一种很好的保护肝脏的方法。

2.运动护肝法：积极从事体育锻炼是护肝的又一有效方法，因为运动既可削减超标体重，防止肥胖，消除过多脂肪对肝脏的危害，又能促进气体交换，加快血液循环，保障肝脏能得到更多的氧气与养料。一要选好运动场地，以场地宽广、视野开阔、空气清新的地方为佳；二要选择好锻炼项目，以锻炼体力和耐力为目标的全身性低强度动态运动为好，如慢跑、快速步行（每分钟110～120步）、骑自行车、上下楼梯、爬坡、打羽毛球、踢毽子、拍皮球、跳舞、跳绳、游泳、打太极拳等。每天一次，每次持续20～30分钟，以运动后疲劳感于10～20分钟内消失为宜。

另外，做做护肝保健操对肝脏也大有裨益。

第一步，揉大敦穴。盘腿端坐，赤脚，用左手拇指按压右脚大敦穴（大脚趾甲根部外侧），左旋按压15次，右旋按压15次。然后用右手按压左脚大敦穴，手法同前。第二步，按太冲穴。盘腿端坐，用左手拇指按右脚太冲穴（脚背第一、二趾骨之间），沿骨缝的间隙按压并前后滑动，做20次。然后用右手按压左脚大敦穴，手法同前。第三步，揉三阴交穴。盘腿端坐，用左手拇指按压右三阴交穴（内踝尖上3寸，胫骨后缘处），左旋按压15次，右旋按压15次。然后用右手按压左三阴交穴，手法同前。

相关偏方

1.蜜糖红茶：取红茶叶5克，放保温杯内，以沸水冲泡，加盖闷片刻；调入适量蜂蜜或红糖，每日饭前各饮1次。

2.三味护肝方：取蜂蜜、大红枣、苏子、核桃仁各1000克。将大红枣晒干研成末，核桃仁与苏子炒熟研成末，然后将三者混在一起装入密封容器中。每天取50克，用蜂蜜开水冲服。

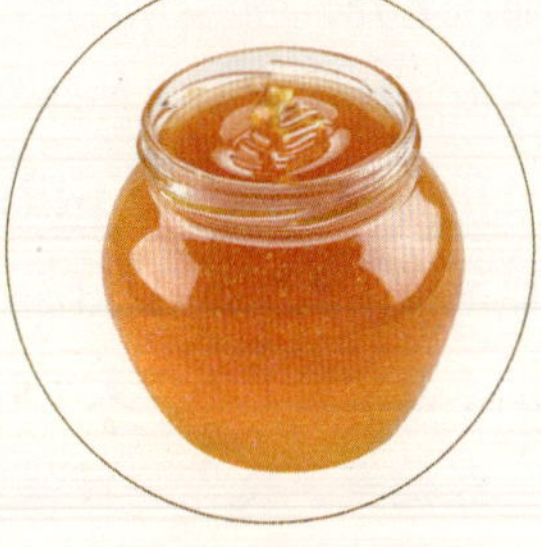

3.蘑菇豆腐汤：取蘑菇250克，豆腐200克，调料适量。煮汤服食，每日1剂。

4.紫菜蛋汤：取紫菜30克，鸡蛋1枚，调料适量。煮汤服食，每日1剂。

5.酒后头涨痛，来杯蜂蜜水

症状	酒后头痛	
偏方1	蜂蜜水 取适量蜂蜜，用温水调好，喝酒前后均可饮用。	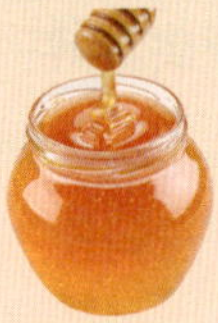
偏方2	西红柿汁 取西红柿3个，榨汁，酒后一次饮用300毫升以上。	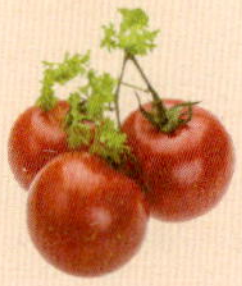

喝酒后头痛主要有两个原因。其一是某些杂牌白酒中含有较高的杂醇油。杂醇油的中毒和麻醉作用比酒精强，能使神经系统充血，使人头痛。特别是杂醇油在人体内的氧化速度比酒精慢，在机体内停留时间长，有些人喝了酒以后，到第二天尽管不醉了，但还是头痛，就是体内杂醇油逐渐作用的结果。国家规定其在白酒中的含量不准超过0.2克／100毫升。

第二个原因是喝酒和室内不流畅的高温空气会让饮酒者的血液流动加速，引起血压上升，颅内压上升。脸部血液上升产生血脉膨胀，产生麻木感，同时，由于眼部血脉伸胀，对眼神经产生挤压，导致眼痛并使视觉受到影响。

仇先生身体一直不错，多年来连感冒都很少。上周五，他因腹部剧烈疼痛及便血被家人紧急送往医院。经诊断，仇先生胃壁广泛糜烂，多处出血。临床上类似案例十分常见，不少人平时不爱胃、不养胃，等有症状时病情已经很严重了。

经检查，仇先生胃壁呈广泛性糜烂，多个糜烂部位有出血。后经医院其他同仁进行手术，才及时止血，病情也稳定了下来。如不及时治疗做止血处理，一旦某个糜烂部位大出血，仇先生很有可能因此殒命。这种情况让仇先生及家人十分震惊。因为仇先生每天坚持跑步锻炼身体，身体素质一直很好。

我问诊时才明白仇先生胃壁糜烂出血的病因。原来，仇先生平时应酬多，每周几乎都要大喝几台。仇先生称，每次喝高后的第二天，他会用头痛粉缓解头痛，“这样用药，可能有一两年的时间了。”我认定，导致仇先生胃壁广泛糜烂的罪魁正是头痛粉。头痛粉等止痛药里含有非那西丁，长期大量使用，不但严重刺激、损伤胃黏膜，引起胃肠等消化道壁糜烂出血，还会因其不良反应损伤肝肾等脏器。

我举的这个例子是反面教材，若酒后有头痛感，一般可等其自然缓解，切勿盲目服用止痛药进行止痛。若实在头痛难忍，则可用纯天然的食材来缓解症状。

1.蜂蜜水。

很多人都喜欢在喝醉酒之后用浓茶来实现解酒的目的，这是非常错误的。蜂蜜水才是最科学的选择。这是因为蜂蜜中含有一种特殊的果糖，可以促进酒精的分解及吸收，从而达到缓解头痛的作用，特别是红酒引起的头痛。在饮酒之前或是之后吃上几块带有蜂蜜的饼干或是面包也可收到同样的效果。

蜂蜜的功效不仅如此。酒后很多人都会出现失眠的情况，这个时候适量地喝点儿蜂蜜水，饮酒者可尽快入睡，而且第二天起床后也不会感觉到头痛。

2.西红柿汁。

醉酒后可以适量地喝点儿西红柿汁，这是因为西红柿中也含有极为丰富的果糖，能够帮助促进酒精分解。一次饮用西红柿汁300毫升以上，能使酒后头晕感逐渐消失，并且经现代研究证明，喝西红柿汁比生吃西红柿的解酒效果更好。

很多人在喝醉酒后的情绪都非常容易激动，如果在西红柿汁中放入适量的盐，还有助于稳定情绪。

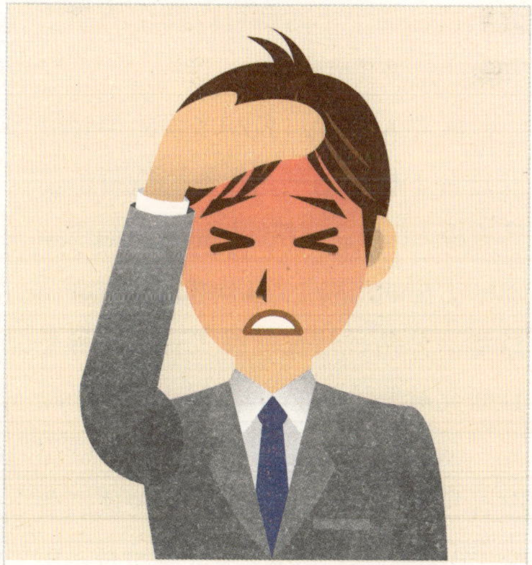

◎酒后头痛一般可自然缓解，不能盲目服用止痛药进行止痛。

3.新鲜葡萄。

无论是喝酒前还是喝酒后，葡萄

都是不错的选择，酒后吃葡萄能够快速地达到醒酒的目的。如果在喝酒之前吃点儿葡萄，还能有效地预防醉酒。这是由于葡萄中含有丰富的酒石酸，能与酒中乙醇相互作用形成酯类物质，达到解酒目的。

4.西瓜汁。

酒后经常会感觉到全身发热，除了会导致脾气更加暴躁之外，同时还会影响到酒精的挥发以及晚上的睡眠。因此在酒后喝一杯西瓜汁，可有效地清热去火，并且还能使酒精加速从尿液中排出。

若上面的纯食材方法用于酒后头痛，仍不能缓解，则可试试用清上蠲痛汤煎水内服，其出自《寿世保元》一书。

方药组成：当归（酒洗）、小川芎、白芷、羌活、防风、苍术（米泔浸）、麦冬、独活各3克，细辛、生甘草各0.9克，菊花、蔓荆子各1.5克，片黄芩（酒炒）4.5克。用法：水煎服，1日1剂。此方具有活血祛风、清热燥湿、通络止痛的功效，近年来用于治疗顽固性头痛、三叉神经痛、上腭脓肿疼痛、酒后头痛等，每有清除上部郁热，快速祛痛之效。

最后要叮嘱一下，很多人喝完酒后，感觉头痛头昏，就想立马睡觉，其实这是十分危险的。一项最新研究表明，饮酒后立即入睡不利于酒精的吸收和分解，因此酒后睡几个小时就可以开车的想法和做法是极其危险的。

研究人员对24名20多岁的年轻男女进行了相关测试，让他们按每千克体重摄入0.75克酒精的标准（相当于体重60千克的人喝下约1升啤酒）饮酒。饮酒后分两种情况继续实验，一种是让研究对象睡4个小时，另一种是不睡觉。研究人员对比两类研究对象呼出气体中的酒精浓度，结果发现饮酒并睡4个小时后呼出的酒精浓度约是不睡情况下的2倍。研究人员分析说，睡眠让肠和肝脏的活动减弱的可能性很

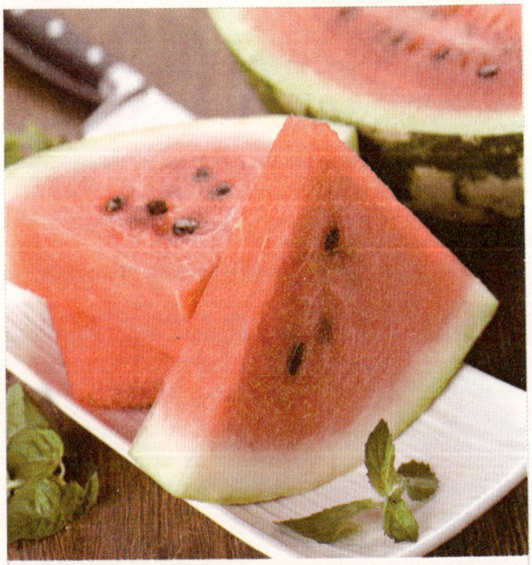

◎西瓜清热去火，酒后喝一杯西瓜汁，可使酒精加速从尿液中排出。

高，肠和肝脏分别发挥着吸收和分解酒精的作用。

人在醉酒以后，意识一般较为模糊，常常一头栽倒在床上，仰面朝天，呼呼大睡。这时，胃里的食物在酒精的作用下，很可能随时被呕吐出来。由于醉酒后神经反应变慢，喉咙肌肉张力下降，人在仰卧的状态下，呕吐物很可能会卡在喉咙，或误入气管，堵塞呼吸道，导致呼吸不畅，伤及肺部，严重时甚至发生窒息的危险。

另外，有些人习惯趴在床上睡觉。这种姿势更不好，因为人在俯卧时，内脏容易受到压迫。酒后肌肉失去张力，如果内脏受到压迫，很容易导致血液流通不畅，不利于内脏血液的供应，对心脏尤其不好。

酒后最好屈身侧睡，让脑袋偏向一侧。这种姿势不会对内脏造成压迫，如果想吐，呕吐物也会顺着口角流出，不会发生堵塞呼吸道的事情。因此，如果有人喝醉了，家人或朋友一定要帮助他们保持正确睡姿，以免发生不测。

还要提醒的是，酒后睡觉枕头也不宜过高，因为酒后睡觉容易打鼾，造成呼吸障碍，严重的会引发窒息。为了保持呼吸道的畅通，枕头最好矮一点儿。

如醉酒严重，最好不要立即睡觉。可以先吃点儿解酒的食物或者偏方，等到酒醒得差不多了再睡觉。

相关偏方

1.僵蚕散：取僵蚕60克，研为细末，每次冲服6克。

2.安神止痛煎：取白芷、菖蒲、甘草各6克，清半夏、陈皮、云茯苓各10克。水煎服。

3.柚子汁：取柚子1个，榨汁，一次饮200毫升以上。

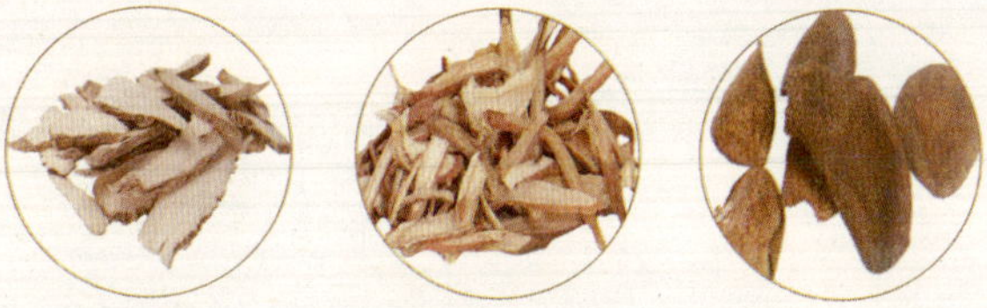

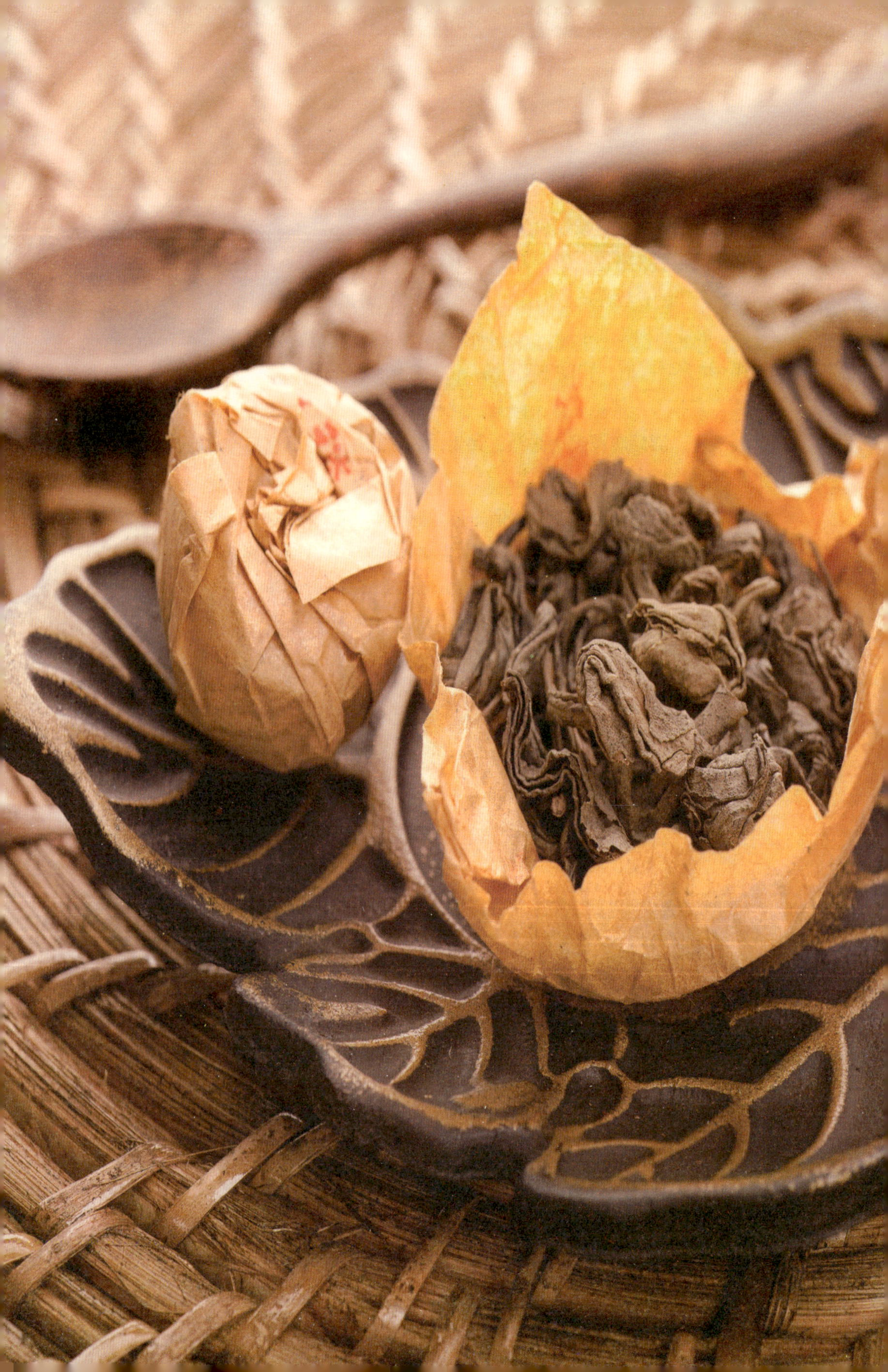

第四章

男性常见职业病，小小偏方全搞定

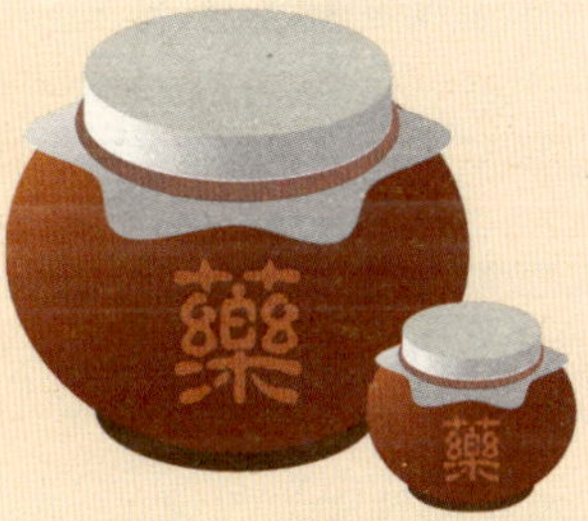

从广义上讲，只要与工作环境、时间、体位等有关的疾病都统称为职业病，包括电脑工作者易患的干眼症、颈椎病等，长期处于站姿状态的职业人员（如交通警察、教师等）易患的静脉曲张……而由于心理上的忽视和抽不出时间看病治疗等原因，往往造成很多男士患有职业病而不自知或得不到及时的治疗。

其实，在生活中尝试着用些小偏方，持之以恒，很多职业病都可以得到相当大程度上的缓解。

1.蛋壳不要弃，胃痛显神奇

症状	胃脘近心窝处常发生疼痛	
偏方1	蛋壳甘草粉 取1～2个鸡蛋壳，掰碎，放在铁锅中炒黄后研成粉末，在饭前或饭后用红糖水冲服，每日分2～3次服用。另外，还可以在鸡蛋壳粉末里加入适量的甘草粉，混合均匀后再服用。	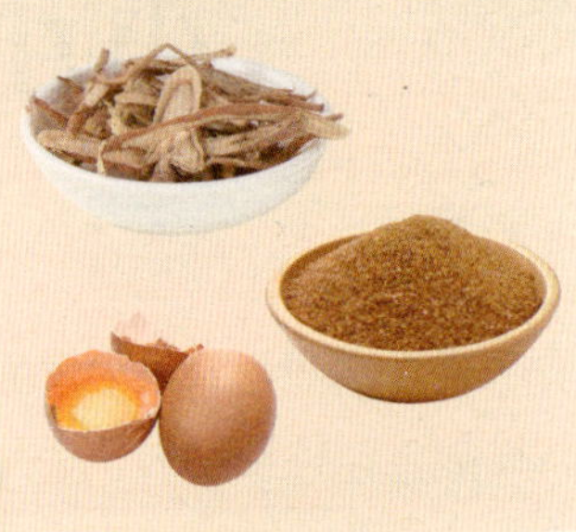
偏方2	威灵仙鸡蛋方 威灵仙30克，生鸡蛋2个。将威灵仙水煎去渣取汁，加入生鸡蛋调匀，再加入红糖适量。共煮成蛋汤，温服。	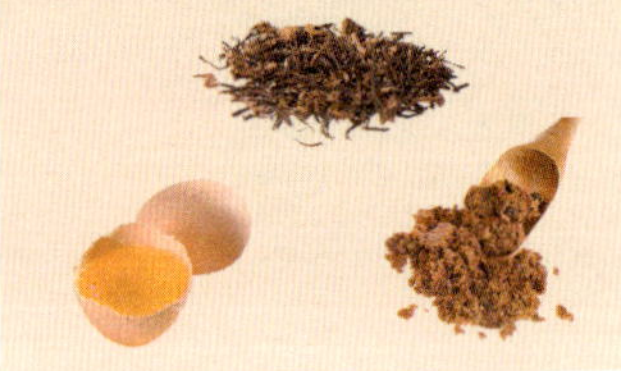

胃痛又称胃脘痛，是以胃脘近心窝处常发生疼痛为主的疾患。胃痛是临床上常见的一个症状，多见急慢性胃炎，胃、十二指肠溃疡病，胃神经官能症，也见于胃黏膜脱垂、胃下垂、胰腺炎、胆囊炎及胆石症等病。

祖国医学认为胃为水谷之海，凡饮食不节、冷热不适皆可影响胃的受纳腐熟功能。胃痛发生的常见病因有寒邪客胃、饮食伤胃、肝气犯胃、脾胃虚弱等几个方面，临床可分为以下症型辨证施治：

寒邪客胃：系外感寒邪，内客于胃致使胃气不和而痛。症见胃痛暴作，恶寒喜暖，得温痛减，口不渴，喜热饮，苔薄白，脉弦紧。治则为散寒止痛，可选用高良姜、香附、吴茱萸、陈皮等药。

饮食停滞：系饮食不节，胃失和降而致。症见胃脘胀痛，嗳腐吞酸或呕吐不消化食物，吐后痛减，或大便不爽，苔厚腻，脉滑。治当消食导滞，可选用莱菔子、神曲、山楂、半夏、连翘、陈皮、茯苓等药。

肝气犯胃：系气郁伤肝，横逆犯胃而发生疼痛。其症可见胃脘胀闷，攻撑作痛且脘痛连胁，嗳气频繁，大便不畅，每因情志因素而痛作，苔薄白，脉沉弦。治以疏肝理气为主，选用柴胡、枳壳、芍药、甘草、香附、川芎、川楝子、延胡索等药。

肝胃郁热：系肝郁化热犯胃所致，症见胃脘灼痛，烦躁易怒，泛酸嘈杂，口干口苦，舌红苔黄，脉弦或数。治以疏肝泄热和胃为原则，可选用丹皮、山栀、青皮、陈皮、芍药、黄连、黄芩、大黄等药。

胃阴亏虚：系郁热伤阴，胃失濡养而致。症见胃痛隐隐，口燥咽干，大便干结，舌红少津，脉细数。可选用沙参、麦冬、当归、生地、川楝子、枸杞子、芍药、甘草等药以养阴益胃。

脾胃虚寒：表现为胃痛隐隐，喜温喜按，空腹痛甚，得食痛减，泛吐清水，食欲缺乏，神疲乏力，手足不温，大便溏薄，舌淡苔白，脉虚弱或迟缓。可用黄芪、白芍、桂枝、炙甘草、生姜、大枣、饴糖、吴茱萸等药温中健脾，和胃止痛。

30岁的小宁是某外资企业的白领，同许多“朝九晚五”的白领一样，小宁过着让人羡慕的生活。然而，让人很难想象的是，这个看上去健壮的小伙子，竟是一个经常胃痛的“老病号”。小宁不仅经常会突发胃痛，而且病情频繁反复发作，只能常年靠药物缓解疼痛。因为他常年靠药物来缓解胃痛，已经导致了严重的药物胃，即胃痛发作，频率越来越高；痛感神经麻痹，胃病在渐渐恶化。因为止痛药一般只能缓解症状，不能恢复胃机能，更不能阻止胃病的恶变。长期服用，还会形成药物依赖、消化功能萎缩，从而引发胃病恶变。被胃痛纠缠

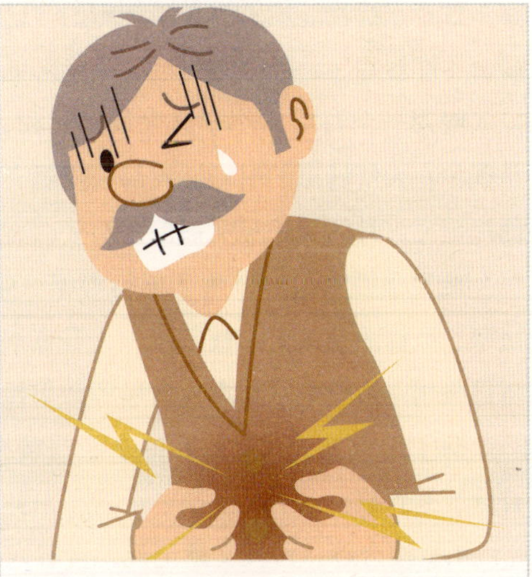

◎饮食有度、不热不凉、细嚼慢咽，是有效预防胃痛的方式。

的小宁，精神状态不是很好，工作也受到了很大的影响。

小宁找到我时，我跟他说不用止痛药，就用鸡蛋壳炒焦后内服就可以治胃痛，具体用法见文前偏方1。

服用一周后，小宁的胃痛发作次数大大减少，而且疼痛程度也减轻了。又继续服用了两周，他的胃痛几乎不再发生了，这使他对生活和工作又重新恢复了信心，以极大的热情投入每天的工作之中。后来，小宁还把这一偏方介绍给身边有胃痛、胃酸过多等症状的人，使很多人远离了胃痛的折磨。

用鸡蛋壳炒焦后内服治疗突发胃痛，是一个简单易行的好办法，它对胃痛、十二指肠溃疡和胃酸过多的患者，有很好的止痛、制酸的效果。鸡蛋壳的主要成分是碳酸钙，约占93%，有制酸作用，研成的粉末进入胃部覆盖在炎症或溃疡的表面，可降低胃酸浓度，起到保护胃黏膜的作用。鸡蛋壳中还含蛋白质3.2%、碳酸镁1.0%、磷酸钙及磷酸镁2.8%，这些物质对身体都很有利。另外，鸡蛋壳的内膜，对胃病，特别是溃疡病，有非常好的保护胃黏膜的作用。清代和近代的不少名中医都喜欢以此为药引，处方名为凤凰衣。在治疗胃病的中药里，煎药时加1～2个凤凰衣，可以提高疗效。

甘草粉有较好的缓急止痛的作用，可用于脘腹疼痛。据临床与药理研究观察，甘草水提物能增加胃黏膜细胞的“己糖胺”成分，使胃黏膜不受伤害。甘草流浸膏（灌胃后），能吸附胃酸，故能降低胃酸浓度，但吸收后也能发挥作用。

服用一个月后，小宁又来找到了我，说他的胃痛症状已经基本上消失了，只是偶尔在天气转凉的时候，胃部会隐隐有不适之感。鉴于此，我给小宁介绍了威灵仙鸡蛋方，具体用法见文前偏方2。

威灵仙性味温辛，善于通行经络，常被用于祛风、除湿、止痛。而其温胃、祛寒、止痛的功效常常被忽视。《升宝本草》就记载有威灵仙能“祛腹内冷滞”。每日服用本方一剂，对虚寒胃痛者效果显著。

除了用食物、药物或其他东西缓解胃痛之外，揉按特定穴位或腹部也可以很好地缓解胃痛。

1.揉按合谷：古代文献记载，合谷穴可以治胃痛。合谷穴所属的大肠经脉循行之处的组织和器官的疾病，只要按摩此穴都能减轻或消除。它就好像万金油一样，因为用处太大了，所以有人称它为“包治百病的万能穴”。合谷穴的位置很好找，用另一只手的拇指第一个关节横纹正对虎口边，拇指屈曲按下，指尖所指处就是合谷穴；或者食指、拇指并拢，肌肉最高点便是合谷。用拇指揉按72次，两手交替进行，痛时可揉按200次。

2.揉内关：内关是手厥阴心包经的络穴，一穴通心包和三焦两经，是治疗胃痛及所有胃病的常用效穴。内关穴位于手腕正中，距离腕横纹约三横指（三个手指并拢的宽度）处，在两筋之间取穴。用拇指揉按，定位转圈36次，两手交替进行，疼痛发作时可增至200次。

3.点按足三里：足三里，临床常用穴，胃经合穴，主治胃痛、腹胀、腹泻等。位于膝盖边际下三寸（相当于四个手指并拢的宽度），在胫骨和腓骨之间。以两手拇指端部点按足三里穴，平时36次，痛时可揉200次左右，手法可略重。

4.揉按腹部：两手交叉，男右手在上，左手在下；女左手在上，右手在下。以肚脐为中心揉按腹部画太极图，顺时针36圈，逆时针36圈。此法可止痛消胀，增进食欲。

相关偏方

1.颠茄根：取颠茄根适量，洗净后晒干，研成细粉，痛时服用。儿童用量酌减。

2.止痛煎：取土木香12克，川楝子、杭白芍各12克，神曲9克，谷芽、麦芽、蒲公英各15克。水煎服，每日1剂，分3次服用。

3.佛手粥：取佛手20克，先加水，煎汤后去渣取汁，再与100克粳米煮粥，粥成时加红糖适量（也可不加）。每日分2次食用。

4.陈皮元胡：取陈皮5克，元胡20克，醋适量。前两味用醋炒后研末，每次服用1～2克，每日服3次，适用于胃痛。

5.薤白醋方：取薤白50～150克，醋50～100毫升，先将薤白洗净用醋煎煮，不加盐，顿服，也可从小剂量开始，渐渐增加，以痊愈为度。

2.生姜牛奶鹌鹑蛋，慢性胃炎远离你

症 状	慢性胃炎，浅表性胃炎，左上腹疼痛，腹胀	
偏方1	生姜陈皮煎 生姜、陈皮各20克，水煎服，每日分3次服用。主治浅表性胃炎、肝胃气滞型胃炎。	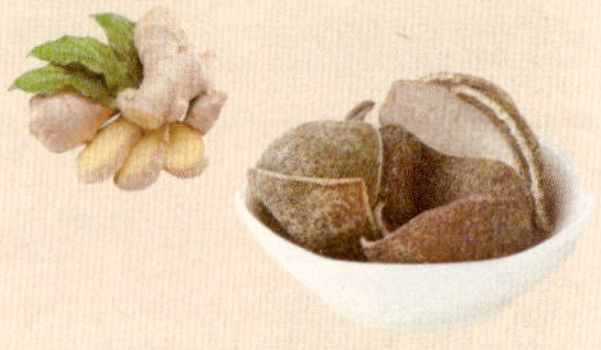
偏方2	牛奶鹌鹑蛋 取牛奶200毫升，备3个鹌鹑蛋。牛奶煮沸，打入鹌鹑蛋再煮沸即成。每日早晨空腹服1次，连续服用。	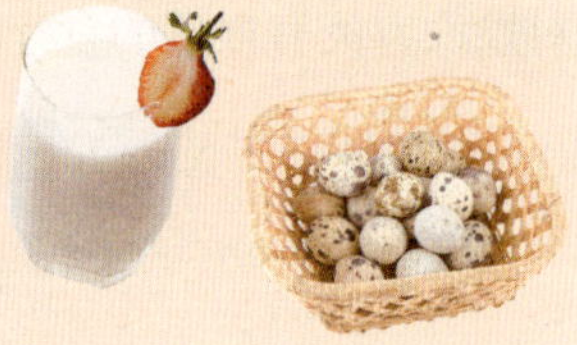

慢性胃炎可分为肥厚性、萎缩性和浅表性三种，以浅表性较多见。浅表性胃炎是指胃黏膜呈慢性浅表性炎症，其发病高峰年龄为31～50岁，可由嗜酒、喝浓咖啡，或胆汁反流、幽门螺杆菌感染等引起。若浅表性胃炎失于治疗，进一步发展，致使固有腺体因炎症破坏而减少，则可转化为萎缩性胃炎。

85%左右的患者会出现上腹疼痛，疼痛多数无规律。疼痛一般为弥漫性上腹部灼痛、隐痛、胀痛等。常常因为吃了冷食、硬食、辛辣或其他刺激性食物而症状加重。70%左右的患者会出现腹胀，常常因胃内潴留食物、排空延迟、消化不良所致。

患者张先生是一个广告策划公司的部门副经理，于去年进行全面体检查出患有慢性胃炎。经西药治疗，仍反复发作，常有上腹痛、食欲不佳、恶心呕吐等症状。病因很简单，就是他因为常常需要熬夜做策划，所以经常喝浓咖啡来提神，又加之时不时地不吃早餐，长此以往，导致胃黏膜发生慢性浅表性炎症。

针对张先生的情况，我先是嘱咐他要避免浓茶、咖啡、白酒及粗糙生硬食物的摄入，以防损伤胃黏膜。再一个，要求他饮食上尽量清淡，按时定量，尤其是早餐，一定要吃。随后便推荐给他几个简单有效的小偏方。

第一个偏方即生姜陈皮煎（详见文前偏方1）。此药方有健胃解毒的作用，可用治慢性浅表性胃炎之胃痛、呕吐黏液或清水。

生姜含挥发油、姜辣素、氨基酸，能促进消化，增进食欲，对慢性浅表性胃炎之食欲不佳者有益。再者，生姜为“呕家圣药”，对慢性浅表性胃炎伴有的恶心呕吐等症有较好的治疗效果。此外，生姜还有一定的杀菌抑菌的作用，对幽门螺旋杆菌有一定抑制作用。据《中国药典》载，陈皮有理气健脾、燥湿化痰的功效，可用于胸脘胀满、食少吐泻等症，其对于慢性胃炎有辅助治疗效果。还有论文专门研究陈皮在慢性胃炎中的应用和治疗效果。

第二个偏方即牛奶鹌鹑蛋（详见文前偏方2）。此食疗方有补胃益胃的作用，对慢性胃炎有很好的食疗效果。

牛奶，古代称之为“牛乳”，《本草纲目》中说其有“治反胃热哕，补益劳损，润大肠”的作用（热哕：胃有伏热，令人胸满，引起气逆，气逆发声称为哕）。现代科学研究证明，牛奶中含有一种磷脂类物质，能在胃黏膜表面形成很厚的疏水层，它能抵抗外来不良因子对胃黏膜的损害。牛奶具有弱碱性，能中和胃酸，用在溃疡病和慢性高酸性胃炎患者身上效果也很好。牛奶中的乳糖分解代谢所产生的乳酸和葡醛酸，能加强胃功能，抑制有害细菌分解蛋白质所产生毒素，有利于慢性胃炎患者的恢复和治疗。鹌鹑蛋，《全国中草药汇编》中说其可治胃病、肺病、神经衰弱、肋膜炎等。

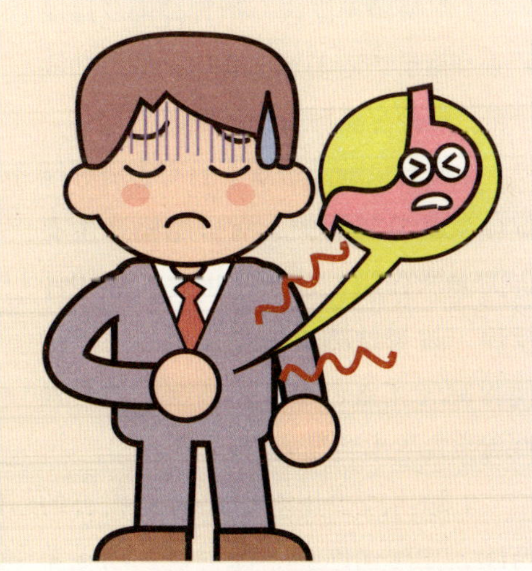

◎对于慢性胃炎，预防远比治疗中重要，平时应注意养成良好的饮食习惯。

第三个偏方是健胃药茶：徐长卿4克，麦冬、青橘叶、白芍各3克，生甘草2克，绿茶、玫瑰花各1.5克。将上药共研细末，开水冲泡，代茶饮，3个月为1疗程。此方为治疗慢性胃炎的经典民间偏方，由于方药组成为复方，所以疗效更有保证。

方中徐长卿归肝、胃经，有祛风止痛的效果，可治胃病、胃痛。《中国药植志》中说它可治肚痛、胃气痛、食积、霍乱。麦冬有养阴生津的作用，可养胃阴。青橘叶能疏肝行气，对肝气犯胃引起的呃逆、反酸等症有较好的作用。白芍能缓急止痛，可缓解因慢性胃炎引起的上腹部疼痛。生甘草既调和诸药，又缓急止痛，还可养脾胃。

除了中药处方、偏方、食疗方外，慢性胃炎经常可以通过穴位按摩收到“手到病自除”的效果。方法如下：按压肩井穴、肝腧、脾腧、胃腧、三焦腧各30～50次，力度稍重，以胀痛为宜。脾腧、胃腧是胃病的特效穴，对急性胃炎、慢性胃炎、胃下垂、胃痛、食欲不振、消化不良等有很好的疗效。此外，揉按章门、期门、脐中、气海、膻中、中脘、天枢等穴可有效缓解慢性胃炎引起的各种症状，每个穴位各按30～50次，力度宜轻柔平缓。其中章门穴对消化系统疾病有很好的疗效；中脘是胃部中心的重要穴位，应反复刺激此穴。

未病先防是中医理论中的金科玉律，因而预防慢性胃炎的发生比治疗更重要。预防慢性疾病，应做到以下几点：

1.保持精神愉快。精神抑郁或过度紧张和疲劳，容易造成幽门括约肌功能紊乱，胆汁反流而发生慢性胃炎。

2.戒烟忌酒。烟草中的有害成分能促使胃酸分泌增加，对胃黏膜产生有害的刺激作用，过量吸烟会引起胆汁反流。过量饮酒或长期饮用烈性酒能使胃黏膜充血、水肿，甚至糜烂，慢性胃炎发生率明显增高。

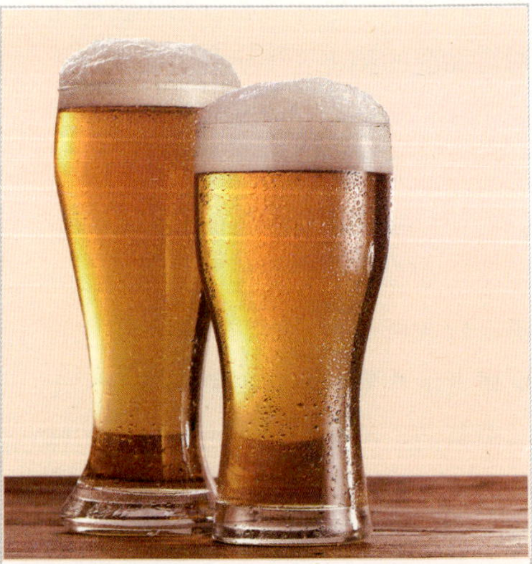
◎要预防慢性胃炎，就不宜喝酒，过量或长期饮酒，容易引发慢性胃炎。

3.忌用或少用对胃黏膜有损害的药物，如阿司匹林、保泰松、吲哚美辛、利舍平、甲苯磺丁脲、激素等。如果必须应用这些药物时，一定要饭后服用，或者同时服用抗酸剂及胃黏膜保护药，以防止对胃黏膜的损害。

4.忌食过酸、过辣等刺激性食物及生冷、不易消化的食物。饮食时要细嚼慢咽，使食物充分与唾液混合，有利于消化和减少对胃部的刺激。饮食宜按时定量、营养丰富，多摄入含维生素A、B族维生素、维生素C多的食物。忌服浓茶、浓咖啡等有刺激性的饮料。

相关偏方

1.佛手粳米粥：取佛手柑20克，将其煮成汤后去除残渣，取100克粳米，将其加水适量煮粥，待粥成后加入冰糖，再稍煮即可。患者每日服用2次，可以治疗慢性胃炎、胃气痛等胃病。

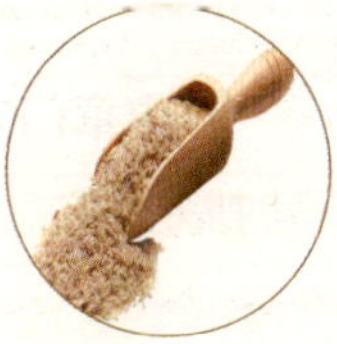

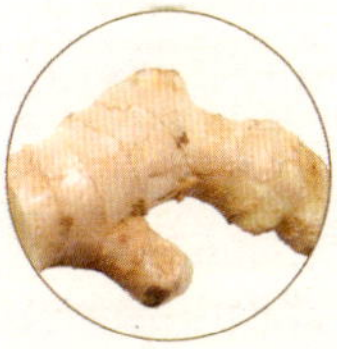

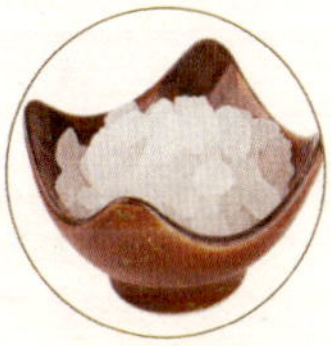

2.姜韭牛奶羹：取生姜15克，韭菜250克，牛奶250克。先将韭菜、生姜切碎后捣烂，再用纱布绞取汁液，一起放入砂锅内，再向其中加入牛奶，一起加热煮沸后每日早晚趁热服用，可以温胃健脾，适用于胃寒型慢性胃炎、呕吐等病症。

3.麦冬茶：取麦冬、党参、北沙参、玉竹、天花粉各9克。上药共研细末，开水冲泡代茶饮，每服1剂，每日1次。本方具有疏肝、养阴、清热之功效，主治胃热阴虚型胃炎。

4.薏仁山药煎：薏苡仁、山药、白扁豆各30克，佛手柑9克。水煎服，每日1剂，连服7～10日。本方健脾、清热、化湿，主治湿热型慢性胃炎。

5.小茴香粥：炒小茴香30克，粳米200克。将小茴香装于纱布袋内扎口，入锅加水先煮半小时或40分钟，弃药包，再加入洗净的粳米及适量水同煮至熟。酌情加入精盐、味精调味即可。早晚服用。本方有健脾开胃，行气止痛的作用，适用于脘腹冷痛、慢性胃炎、纳差等症。

3.防治干眼症，中医有妙方

症状	干眼症，眼部干涩和异物感	
偏方1	补脾益肾润目方 取白蒺藜20克，太子参、麦冬、生地、熟地各15克，山萸肉、山药、茯苓、泽泻、牡丹皮、升麻、葛根各10克，五味子6克。水煎服，每日1剂，分3次服用。	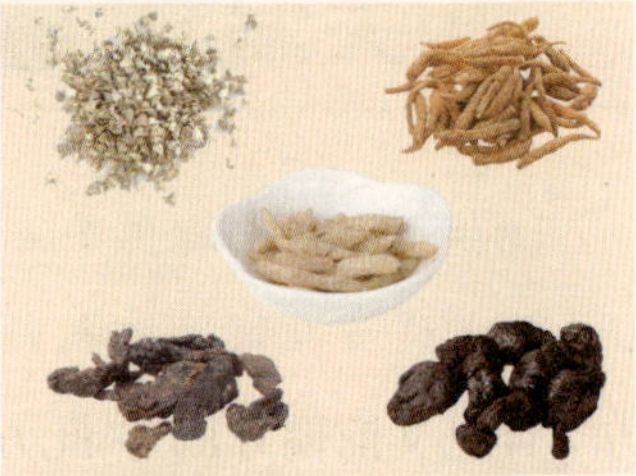
偏方2	中药蒸汽熏治法 取野菊花、秦皮、黄檗、薄荷、桑叶、红花各适量，水煎，趁热用厚纸筒一端罩住药罐，另一端对准患眼，熏蒸眼部，每日2次，每次15分钟，1个月为1疗程。	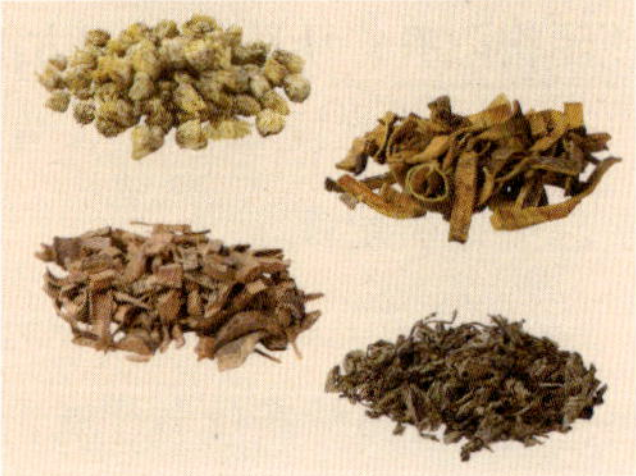

干眼症是指任何原因造成的泪液质或量异常或动力学异常，导致泪膜稳定性下降，并伴有眼部不适和（或）眼表组织病变特征的多种疾病的总称，又称角结膜干燥症。常见之症状包括眼睛干涩、容易疲倦、眼痒、有异物感或灼热感、分泌物黏稠、怕风、畏光、对外界刺激很敏感；有时眼睛太干，基本泪液不足，反而刺激反射性泪液分泌，而造成常常流泪；较严重者眼睛会红肿、充血、角质化、角膜上皮破皮而有丝状物黏附，这种损伤日久则可造成角结膜病变，并会影响视力。

中医认为干眼症主要与肺、肝、肾三脏有关。“肝开窍于目”“肝受血则能视”，肝将血液营养物质输送到头目；肾主津液，肺主宣降水液，水液上承于目则滋润目珠。用中药治疗干眼症，往往有良效。

治以补血、养肝、滋阴、清热、明目的中药有：当归、川芎、白芍药、熟地、黄檗、知母、菊花、草决明、木贼、蒺藜、柴胡、薄荷、青皮、黄芩、栀子、桔梗、陈皮、甘草等。

治以补肝肾、明目的中药有：生地黄、白芍药、当归、川芎、桑葚、何首乌、女贞子、枸杞子、菟丝子、覆盆子等。

治以润眼、爽目的中药有：熟地、枸杞子、麦门冬、沙参、当归、白芍药等。

45岁的丁先生是一家公司的业务主管，双眼干涩已经有半年多的时间了。他跟我说除了双眼干涩外，还有口鼻干燥的情况，而且当劳累或生活不规律时，易流鼻血，牙龈也易出血。我看了一下他的舌象：舌淡红，苔薄白；仔细摸了脉，其脉较细缓。我又嘱咐他去做了检查，检查结果如下——双眼视力0.8；泪膜破裂时间：双眼5s；泪液分泌试验：右眼1mm，左眼2mm。

于是我可以很肯定地诊断，他患的是双眼干眼症，辨证为气阴两虚，脾气不升。针对这种情况，治宜益气养阴，补脾益肾。我开给他的方药为补脾益肾、润目方（详见文前偏方1）。此方精妙之处便是于益气养阴药物中酌加温补肾阳之品，使阴得阳升，阴阳并补，方能除病。

坚持服药4个月后，丁先生再来我院进行检查时，双眼干涩症状明显好转（其泪液分泌试验：右眼11mm，左眼8mm）。

此外，用中药蒸汽熏治或用中药煎液湿敷，收效也甚佳。

中药蒸汽熏治法可详见文前偏方2。

野菊花味苦、辛，性微寒，归肝、心经，有清热解毒的作用。《苏州本产药材》中说其“解毒疏风，治目疾眩晕”；《山西中药志》中说其能“疏风热，清头目，降火解毒”。秦皮味苦、涩，性寒，归肝、胆、大肠经，有清热燥湿、收涩、明目的作用。《药性论》说它“主明目”；《日华子本草》说它能“洗肝，益精，明目”。黄檗味苦，性寒，归

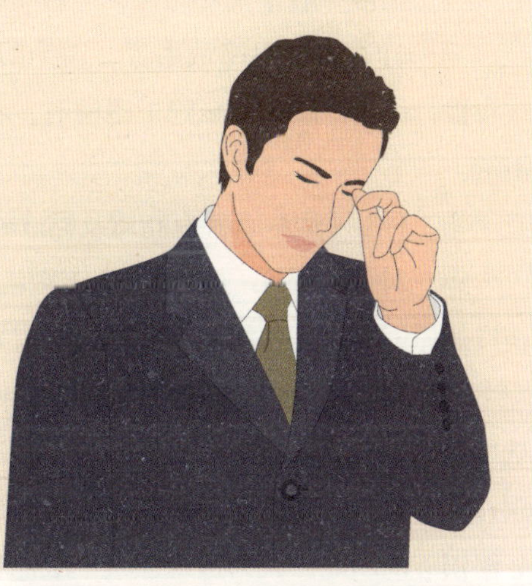

◎长时间对着电脑工作的人，最容易患干眼症，要多做防护。

肾、膀胱经，有清热燥湿、泻火除蒸、解毒疗疮的作用。《日华子本草》说其能“安心除劳，治骨蒸，洗肝，明目”。薄荷味辛，性凉，归肺、肝经，有宣散风热、清头目的作用。李杲说它“主清利头目”；《本草再新》中说它能“消目翳”。桑叶味甘、苦，性寒，归肺、肝经，有疏散风热、清肺润燥、清肝明目的作用。红花能加速血液循环，有利眼部小血管的畅通，以缓解症状。

中药煎液湿敷法：取菊花、生地黄、石菖蒲、蝉衣、决明子各15克，武火煮沸10分钟后用纱布浸药液湿敷双眼，温度与体温相同。每日3次，每次10～15分钟。菊花清热明目；决明子，清肝益肾明目；生地黄清热生津；蝉衣宣散风热，退翳明目。此方不但能对症治疗眼干眼涩的症状，而且还有很好的明目作用。

干眼症的治疗，也常以人工泪液来替代分泌不足的泪水。市面上有不少人工泪液，只要滴一滴，眼睛干涩的现象马上就可以得到缓解，而且还有清凉醒神的作用，受到不少干眼症患者的青睐。实际上，干眼症患者在选择人工泪液时不要仅仅只追求滴下去时眼球是否有舒适感，对其中的成分也要特别留意。市面上有部分人工泪液中含有血管收缩剂的成分。这种成分对干眼症患者来说会产生不良影响。过度使用含有血管收缩剂的眼药水会产生依赖性，一旦停用，使用者眼部毛细血管扩张，会使两眼变得通红。

人工泪液一般来说并无害，但若有以下三种情形则必须注意：

第一种是隐形眼镜戴用者，因为防腐剂会被隐形眼镜吸收，累积浓度后会造成毒性，伤害眼睛，故戴隐形眼镜时，不要滴眼药水，或者使用不含防腐剂的人工泪液。

第二种是干眼症合并有脂质及黏液缺乏时，需一并治疗，否则只会越滴越干。

第三种情形是第一次使用人工泪液时产生异物感，可能是角膜干涸，表面有伤口的原因，但若连续使用一周后仍有异物感，则需要考虑到医师处就诊。

干眼症患者如果想通过滴人工泪液来舒缓眼部疲劳、干涩的现象，应该尽量选取一次性包装、不含防腐剂的人工泪液，但每天使用的次数也不宜过多，应该控制在8次以下，否则人工泪液会冲走、稀释使用者本身分泌的泪液，抑制人体本身分泌泪液的功能，人为造成加重干眼症状。

生活中还有不少的舒缓眼睛干涩、疲劳、异物感的小妙招，干眼症患者可根据自身情况合理选用：

1.热毛巾敷眼10分钟。热敷可促进眼部血液循环，对睑板腺功能的恢复有一定帮助，防止因睑板腺功能障碍导致眼干。

2.常喝茶。茶叶含丰富胡萝卜素，能在人体内转化为维生素A，维生素A对经常接触电脑的人有保健作用，能减少电脑辐射对人体的伤害，还能够预防干眼症。

3.打哈欠或含酸梅。利用打哈欠流泪润眼固然可行，但哈欠并不是想打就能打的。根据民间经验，口含酸梅刺激眼泪倒是不错的方法。

4.做眼保健操。做眼部保健操可促进眼部血液循环，减轻眼部疲劳。

5.抹护眼霜。不是所有护眼霜都能润眼，某些劣质或特殊成分的护眼霜可能还会刺激眼睛。须注意护眼霜的成分，不可乱用。

6.温水冲洗眼睛。前提是保证水的清洁，否则，不够洁净的水也会导致眼病。

相关偏方

1.针灸治疗干眼症：针刺取穴：四白、迎香、合谷、血海、阴陵泉、足三里、三阴交、照海等。针灸隔日1次，留针20～25分钟，10次为1疗程，两疗程间隔10天，共治疗3个疗程。

2.陈茶叶：取陈茶叶30克，沸水泡茶，以茶水熏眼，然后将茶叶嚼碎，临睡时敷在眼睑上。

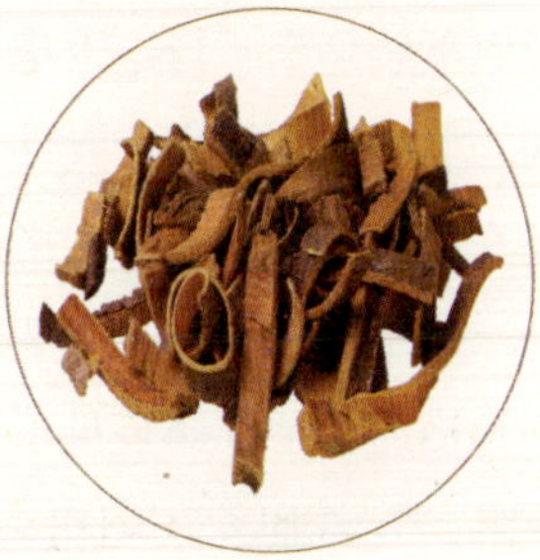

3.黄檗：取黄檗12克，水煎，用布过滤，洗眼，每日3～4次。

4.蚕沙菊花：取蚕沙30克，加菊花9克，水煎，每日分2次早晚服用。

4.工作易患颈椎病，试试中医小妙方

症状	颈椎病	
偏方1	葛根姜黄散 取葛根30克，片姜黄15克，威灵仙15克。每日1剂，早晚各服1次，15天为1疗程。	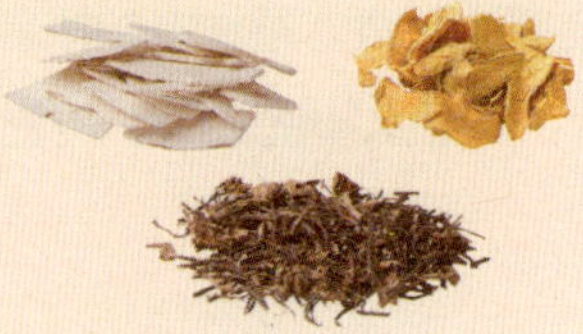
偏方2	热敷法 取艾叶一把（约20克）、米醋120克，加水适量，煮沸约10分钟，加白酒60克，搅拌均匀，将毛巾浸透，热敷颈后、肩、背部肌肉，按压有明显酸痛、紧张之处，热敷以热而不烫为宜，每日1～2次。	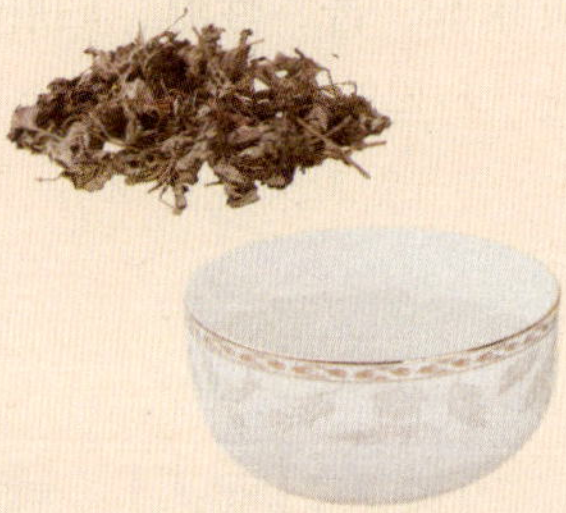

颈椎病是指颈椎间盘退行性病变、颈椎肥厚增生以及颈部损伤等引起颈椎骨质增生，或椎间盘脱出、韧带增厚，刺激或压迫颈脊髓、颈部神经、血管而产生一系列症状的临床综合征。主要表现为颈肩痛、头晕头痛、上肢麻木、肌肉萎缩、严重者双下肢痉挛、行走困难，甚至四肢麻痹，大小便障碍，出现瘫痪。多发于中老年人，男性发病率高于女性。

在中国传统医学中并无“颈椎病”的病名，但其症状近似于中医的“痹症”“痿症”“头痛”“眩晕”“项强”等。中医书籍也有所谓“骨错缝，筋出槽”等描述。颈椎病多见于外感风寒湿邪伤及经络，或长期劳损，肝肾亏虚，或痰瘀交阻，气滞血瘀等原因。《杂病源流犀烛》中说道：“凡颈项强痛，肝肾膀胱病也，三经受风寒湿邪。”

袁先生工作繁忙，颈椎病发作，颈、肩、臂疼痛，手指麻木，疼痛剧烈，疼得实在难受，不得不搁下手头的工作，来到我院进行诊治。经过仔细询问和检查，我告诉袁先生，他这种情况在中医看来是劳役过度导致的痹症；在西医看来是典型的神经根型颈椎病，表现为不同的神经损害，除了像袁先生所表现的症状外，大部分临床患者还可引起背部酸、胀、疼痛不适，出现上肢肌肉无力。这类病人要注意休息，该病可因劳累或受凉而诱发或加重。一般神经根型颈椎病以非手术疗法为主，98%以上的病人可以治愈或好转。我推荐了我常用的颈椎病“四联疗法”给他，叮嘱他一定要坚持。

第一个疗法为内服汤药，即葛根姜黄散（详见文前偏方1）。此方是比我大近20岁的湖南名医熊继柏先生治疗颈椎病的秘方。此方有较好的祛风寒湿邪、除颈背痹痛的作用。葛根有升阳解肌、透疹止泻、除烦止温的作用，可治伤寒、温热头痛项强。《本草经疏》中说：“葛根……发散而升，风药之性也，故主诸痹。”片姜黄味辛、苦，性温，归肝、脾经，有破血行气、通经止痛的作用，多用于血滞经闭、行经腹痛、胸胁刺痛、风湿痹痛、肩臂疼痛、跌扑损伤。威灵仙味辛、咸，性温，归膀胱经，有祛风除湿、通络止痛之效，可治风湿痹痛、肢体麻木、筋脉拘挛、屈伸不利。《广西中草药》中说它能“祛风除湿，通经活络，利尿，止痛”；《本草衍义补遗》中说：“痛在上者服之。”

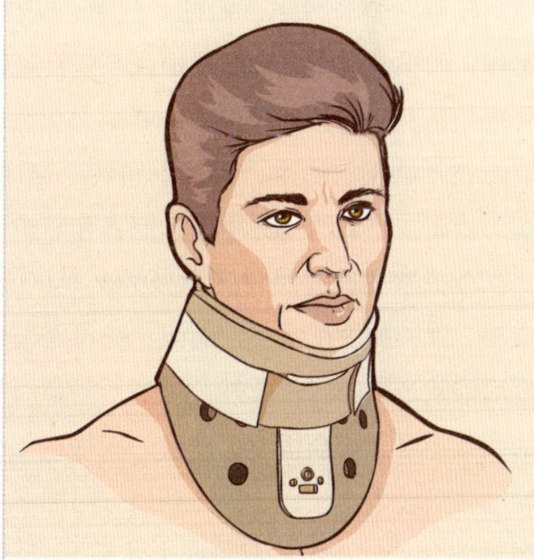
◎年轻一族工作压力大，颈椎病患病率节节升高。

第二个疗法为热敷法，具体方法详见文前偏方2。

第三个疗法为按摩法：抬起右手，弯曲拇指，食指、中指、无名指、小指屈曲，由上到下、由轻到重，在右侧颈部拿捏3～5遍；然后用另一只手在另一侧颈部同样做一遍；再分别用左、右手拿捏右侧、左侧颈肩部3～5遍。

第四个疗法为做颈部“米字操”：头部缓慢地按书写笔画在空中

画“米”字，或做头部的环绕运动，顺时针转一圈，逆时针再转一圈。保健操不仅可以使肌肉放松，还可以起到加快气血运行的作用，达到舒筋活血的目的，最重要的是可以理筋整复、松解粘连、解除痉挛。但是有头晕、恶心、呕吐等症状的人做保健操要谨慎。

袁先生按照我推荐的“四联疗法”进行了仅3天，颈部疼痛的情况就已经大大缓解了，而在两个月后的随访中，袁先生表示，他的颈椎病已经基本痊愈了。

颈椎病也常用药枕来治疗。药枕疗法是将药物粉碎加工制成枕头让病人使用，通过枕头保健和药物治疗作用而达到缓解症状、解除疾病的目的。

常见的颈椎病药枕偏方验方有：

1.采用白附子、细辛、川芎、白芷、菊花、薄荷、桑叶、艾叶、夏枯草、冰片、磁石等药，制成长40厘米、宽13厘米的长圆形保健枕。将枕置于颈项下、耳下、肩上部位，头悬空，距床面2～3厘米，头面后伸；使负重点下移而形成头与躯干对抗牵引状态，每晚睡前和晨起各1次，每次卧枕30分钟。

2.药物以防风、艾叶、细辛、生川乌、生草乌、透骨草、伸筋草、羌活、独活、千年健、花椒、威灵仙为主，如有高血压者加菊花。上药共做成一药枕，夜间放于相当于第6、7颈椎部位，使头部处于过伸位，或放于痛点亦可。

从事财会、写作、编校、打字、文秘等职业的工作人员，由于长期低头伏案工作，颈椎长时间处于屈曲位或某些特定体位，不仅使颈椎间盘内的压力增高，而且也使颈部肌肉长期处于非协调受力状态，颈后部肌肉和韧带易受牵拉劳损，椎体前缘相互磨损、增生，再加上扭转、侧屈过度，更进一步导致损伤，易发生颈椎病。故而在平时的工作中注意保养和防护，显得尤为重要。

办公室工作人员首先在坐姿上尽可能保持自然的端坐位，头部略微前倾，保持头、颈、胸的正常生理曲线；尚可调整桌面与椅子的高度比例，以避免头颈部过度后仰或过度前屈；此外，定制一与桌面呈10～30度的斜面工作板，更有利于坐姿的调整。对于长期伏案工作者，应每1～2小时有目的地让头颈部向左右转动数次，转动时应轻柔、缓慢，以达到该方向的最大运动范围为准；或行夹肩运动，两肩慢慢紧缩3～5秒，尔后双肩向上坚持3～5秒，重复6～8次；也可利用两张办公桌，两手撑于桌面，两足腾空，头往后仰，坚持5秒钟，重复3～5次。长时间近距离看物，尤其是处于低头状态，既影响颈椎，又易引起视力疲劳，甚至诱发屈光不正。

因此，每当伏案过久后，应抬头向远方眺望。

颈椎病患者应以富含钙、蛋白质、B族维生素、维生素C和维生素E的饮食为主。钙是骨的主要成分，以牛奶、鱼、猪尾骨、黄豆、黑豆等含量为多；蛋白质是形成韧带、骨骼、肌肉所不可缺少的营养素，以猪肉、牛肉、鸡肉、鸡蛋、海鱼、虾、芝麻、核桃等含量较多；B族维生素和维生素E可缓解疼痛，解除疲劳，B族维生素含量较多的食物有小麦胚芽、大豆、黑米、鸡肝、胚芽米、菠菜等；维生素E含量较多的食物如杏仁、榛子、花生、核桃等坚果。

相关偏方

1.外用熏洗方：取独活、秦艽、防风、艾叶、透骨草、刘寄奴、苏木、赤芍药、红花、甲珠、灵仙、乌梅、木瓜各9克。水煎，趁热熏洗患处。

2.颈椎病内服方一：取全蝎10克，蜈蚣2条，鹿衔草、川芎、当归、自然铜、乌梢蛇各15克。将药加水煎2次，取药汁混合，每日饮服2次。本方出自《江西中医药》1990年第21期，适用于颈椎病。

3.颈椎病内服方二：取白芍药30克，木瓜13克，鸡血藤15克，葛根、甘草各10克。每日1剂，水煎，分2次服用。本方出自《当代中国名医高效验方1000首》，对颈椎病有效。

4.颈椎病内服方三：取苍术、炒白芍药、云茯苓各20克，川芎15克，桔梗、干姜、厚朴、甘草各10克。上药制成合剂，每次饮30毫升，每日3次，2周为1疗程。本方出自《北京中医学院学报》1986年第9期，适用于颈椎病。

5.颈椎病内服方四：取葛根25克，灵仙、鸡血藤各15克，白芍药15～30克，甘草6克，炙蜈蚣2条（研末冲服）或全蝎8克。本方每日1剂，水煎服，可随症加减。本方出自《陕西中医》1987年第8期，适用于颈椎病。

5.盐敷方，帮你解决痛苦的肩周炎

症状	肩周炎	
偏方1	桑枝桂皮鸡汤 取老桑枝60克，桂皮5克，薏苡仁10克，老母鸡1只，盐少许。将老桑枝、桂皮切成小段，与鸡共煮至烂熟汤浓即成，加盐调味，饮汤吃肉。	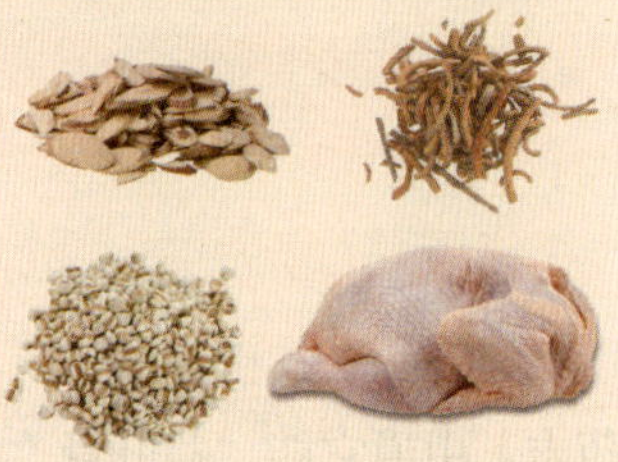
偏方2	盐敷方 用大盐粒500克，炒热，装布口袋捆结实（不要让盐粒掉出），放在肩部熨烫。这种治疗肩周炎的偏方以治新病为佳，对旧病亦有效。	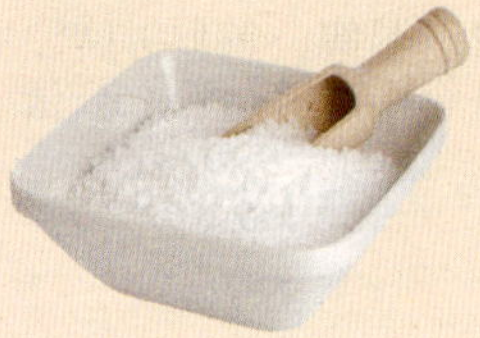

肩周炎是以肩关节疼痛和活动不便为主要症状的常见病症。本病的好发年龄在50岁左右，多见于体力劳动者。如得不到有效的治疗，有可能严重影响肩关节的功能活动。本病早期肩关节呈阵发性疼痛（以左肩发病居多），常因天气变化及劳累而诱发，以后逐渐发展为持续性疼痛，并逐渐加重，昼轻夜重，肩关节向各个方向的主动和被动活动均受限。肩部受到牵拉时，可引起剧烈疼痛。肩关节可有广泛压痛，并向颈部及肘部放射，还可出现不同程度的三角肌的萎缩。

肩周炎发病原因有以下几点：

①40岁以上中老年人，软组织退行病变，对各种外力的承受能力减弱是基本因素。②长期过度活动，姿势不良等所产生的慢性致伤力是主要的激发因。③上肢外伤后肩部固定过久，肩周组织继发萎缩、粘连。④肩部急性挫伤、牵拉伤后治疗不当等。

不久前，我接诊过一个患者，他是一个工厂的工人，52岁。半个月前，他因受凉而引起左肩关节疼痛，晚上疼得越加厉害，肩关节外展、外旋、抬高均受到限制。曾服用西药非普拉宗片和中药活血之品治疗，但是没有收到什么特别明显的效果。后来甚至连脱衣、穿衣都比较困难，所以就到中医院找到我来看病。询问病情后，我又看了一下他的舌苔，偏薄白，证明有寒湿之邪。

于是我对症地给他开了一个祛寒湿的食疗方，即桑枝桂皮鸡汤（详见文前偏方1）。此食疗方具有祛寒湿、通经络、补气血之效。广东民间常用它辅助治疗风湿性关节炎、肩周炎、四肢挛痛麻痹、颈背牵引疼痛、慢性腰脊劳损等症。

老桑枝性平味苦，入肝经，能祛风湿、利关节、行水气，《本草汇言》中说它能“去风气挛痛”，《本草备要》中亦认为它能“利关节、养津液、行水祛风”，《岭南采药录》中还记载它有“去骨节风疾，治老人鹤膝风”的功用。桂皮，味辛、甘，性温，有温脾胃、暖肝肾、祛寒止痛、散瘀消肿的功效。《四川中药志》中说它能“益肝肾，通经脉，散风寒，除湿痹，暖腰膝”。薏苡仁，利湿，可治“湿痹，筋脉拘挛，屈伸不利”。《神农本草经》中说其“主筋急拘挛，不可屈伸，风湿痹”，《别录》中说其能“除筋骨邪气不仁”。

鸡肉性温味甘，入脾、胃、肝经，温中、益气、补精、添髓，《别录》中说它能“补益五脏，续绝伤，疗劳，益气图”，《食疗本草》中亦认为它能治“蹊折骨疼”，《日华子本草》中也记载它有“止劳劣，添髓补精，助阳气”的功用。

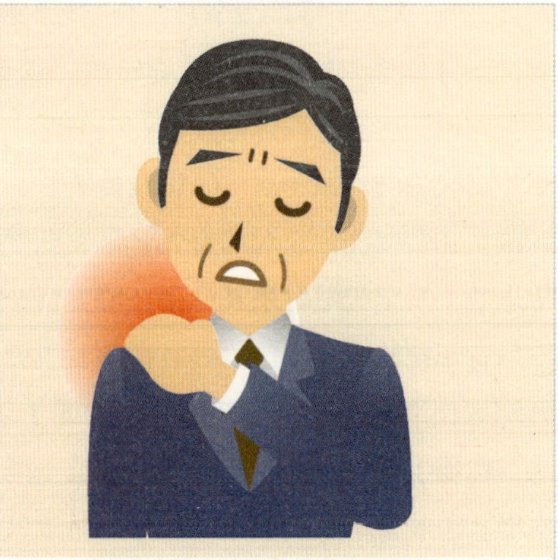

◎体质虚弱也会引发肩周炎，如果加强营养，并适当锻炼，肩周炎也可不药而愈。

服用10天后，该患者双肩疼痛明显缓解，关节外展仅轻度受限。

其实治疗肩周炎，还有一个不错的简单敷法——盐敷方（详见文前偏方2）。也可用老生姜、葱头各300克，捣烂如泥，用文火炒热后加高度白酒再炒片刻。睡前趁热（以能忍受为度）敷在疼痛处，再用毛巾或布条包紧。第二天早上取下，到晚上再炒热继续敷。一剂药可用3～4个晚上。也可取花椒、食盐各50克，白酒500毫升（45度以上），将花椒和盐放入白酒中密封浸泡，每日摇动1次，连泡7日备用。用药棉或卫生纸蘸花椒酒反复涂擦患处，每日3次，治疗期间及愈后患处注意保暖。花椒，又名蜀椒、川椒，味辛，性热，具有很好的温通散寒、除湿止痛、扩张血管的功效。加入白酒炮制，更增强花椒温通发散寒湿之力，加入食盐则有制约花椒辛热的药性，并能很好地将药性引经入肾。此方外用于肩周炎可起到温经散寒、舒筋活络作用。

肩周炎患者要想取得更好的治疗效果，除坚持使用药方外，还要格外注意患处保暖御寒，并坚持配合肩部锻炼和家庭理疗，如做自我按摩和医疗体操。自我按摩五法：①用健侧的拇指或手掌自上而下按揉患侧肩关节的前部及外侧，按揉1～2分钟，在局部痛点处可以用拇指点按片刻。②用健侧手的第2～4指的指腹按揉肩关节后部的各个部位，按揉1～2分钟，按揉过程中发现有局部痛点亦可用手指点按片刻。③用健侧拇指及其余手指的联合动作揉捏患侧上肢的上臂肌肉，由下至上揉捏至肩部，揉捏1～2分钟。④还可在患肩外展等功能位置的情况下，用上述方法进行按摩，一边按摩一边进行肩关节各方向的活动。⑤最后用手掌自上而下地掌揉1～2分钟，对于肩后部按摩不到的部位，可用前面介绍的拍打法进行治疗。自我按摩可每日进行1次，坚持1～2个月，会有较好的效果。

医疗体操六法：①肩部旋转法：双手叉腰，双肩做向前、向后旋转运动。每个方向做20次。②肩部内收法：以健侧手握住患侧肘后，抬平患肢，并逐渐向健侧牵拉内收患肢，做20次。③患肢梳头法：患肢上举到头部，沿发际向后做梳头动作20次。④爬墙法：面对墙直立，足尖抵墙基，双手交替向上伸展，如同壁虎爬墙，待患肢上举至极限时用其中指在墙上留一痕迹，下次爬墙时超越此痕迹。做20次。⑤后背牵拉法：直立位，健肢在前，患肢置于身后，以一绳从健侧肩部绕过，双手分别握住绳子两端，健肢向下拉动绳子以带动患肢向后上运动。做20次。⑥拉轮法：在墙上或树上安一滑轮，并穿过一绳，绳两端各系一小木棍，两只手分别握住木棍，患肢置于身后，用腱肢尽力将患肢向上拉动20次左右。以上锻炼，每日上下午或早晚各锻炼1次。

值得注意的是，加强体育锻炼是预防和治疗肩周炎的有效方法，但贵在坚持。如果不坚持锻炼，不坚持做康复治疗，则肩关节的功能难以恢复正常。有时营养不良可导致体质虚弱，而体质虚弱又常导致肩周炎。如果营养补充得比较充分，再加上适当锻炼，肩周炎常可不药而愈。

相关偏方

1.白芍桃仁粥：白芍药20克，桃仁15克，粳米60克。先将白芍药水煎取液，约500毫升；再把桃仁去皮尖，捣烂如泥，加水研汁，去渣，用二味汁液同粳米煮为稀粥，即可食用。具有养血化瘀、通络止痛之效。适用于肩周炎晚期瘀血阻络者。

2.拉毛巾治肩周炎：拿一条长毛巾，两只手各拽一头，分别放在身后，一手在上一手在下，像搓澡一样先上下拉动，再横向拉动，反复进行，每次15分钟。刚开始可能活动受到一些限制，应循序渐进，动作由小到大并由慢到快，每天早、中、晚各做一次。

3.肩凝汤：取当归、丹参、生地、透骨草各30克，桂枝、香附各15克，羌活18克。水煎服，每日1剂，日服2次。

4.温经通络汤：取制川乌、丹参、生香附、透骨草、延胡索各15克，桂枝、干地龙、寻骨风、片姜黄各9克。水煎服，每日1剂，分2次服用。

5.加味逍遥散：取柴胡、当归、炒白芍、云茯苓、秦艽、黄芩、制附片、陈皮、法半夏各9克，甘草、白芥子各6克。水煎服，每日1剂，分2次服用，白酒为引。

6.肩周炎初期汤药：取柴胡、当归、白芍药、陈皮、清半夏、羌活、桔梗、白芥子、黑附片、秦艽、云茯苓各10克。白酒为引，水煎服，每日2次，于饭后服用。

6.防治腰肌劳损，来剂壮腰煎

症状	腰肌劳损，腰部酸痛	
偏方1	壮腰煎 取黄芪40克，鹿角霜、白术各20克，当归、骨碎朴、螃蟹、枸杞子各10克，蛰虫、没药各6克，生麦芽15克。每日1剂，水煎服，并用热药渣敷腰部，10日为1疗程。若有湿热者，加忍冬藤、木瓜各20克；若有血虚者，加熟地、何首乌各15克。	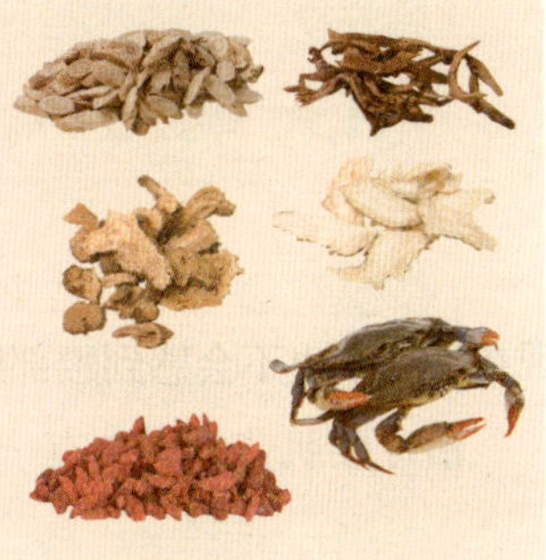
偏方2	腰饮汤 杜仲、淫羊藿、威灵仙、牛膝若干，猪腰（猪腰子或羊腰子）一个。将猪腰破开，洗去血液筋膜，将上药用凉水泡40分钟后，先煎30分钟，再放入猪腰或羊腰共炖30分钟即可（要用砂锅煎炖，可放入三片生姜）。每剂连服两天，早晚空腹，可连用2~4周。	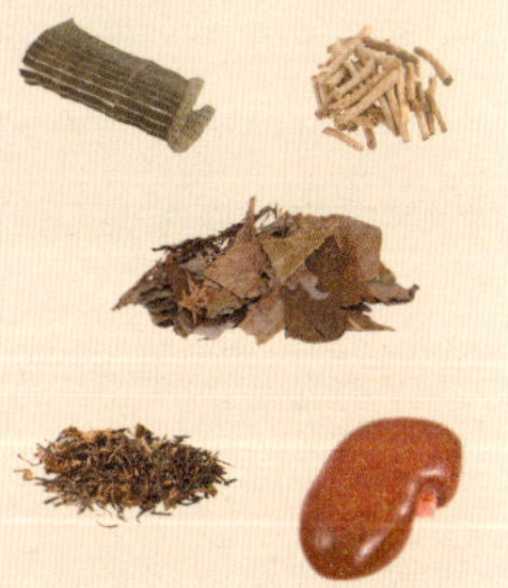

腰肌劳损，为临床常见病，多发病，发病因素较多，主要症状是腰部酸痛，日间劳累加重，休息后可减轻，日积月累，可使肌纤维变性，甚而少量撕裂，形成疤痕或纤维索条或粘连，遗留长期慢性腰背痛。治疗上以非手术治疗为主，各种非手术疗法无效者，可施行手术治疗。

曾先生，50岁，患腰肌劳损4年，现在站立时间一久或坐得太久，腰部就酸疼得厉害。曾试过封闭疗法，小针刀治疗及椎管骶部送药，均未获得较理想的效果。

曾先生找到我诊治时，一脸的惆怅。我跟他说，对于腰肌劳损，可以试试壮腰煎（详见文前偏方1）。

我跟他说，腰肌劳损属中医“腰痛”范畴。由于肝肾亏虚，气血运行失调，督带俱虚，加之劳逸不当，气血筋骨活动不利，引起腰部筋膜肌肉劳损而致筋膜松弛、瘀血凝滞，腰椎可出现退行性改变，引起腰痛。壮腰煎具有益气通督、破瘀壮筋之效，故治疗腰肌劳损疗效理想。壮腰煎为临床验方，出自《辽宁中医杂志》。临床效果：治疗腰肌劳损152例中，男51例，女101例；年龄最小30岁，最大78岁，50岁以上者82.1%；发病时间最短3个月，最长15年；其中腰部有外伤病史者48例，X线摄片可见骨质异常者29例。结果：临床症状体征消失，一年内未复发为痊愈，共114例；症状体征消失，一年内复发为好转，共32例；症状体征好转，停药后病情复发为无效，共6例；总有效率为96%。

3个月后，我对曾先生进行随访，他告诉我他的腰痛症状已经大大地缓解了，现在坐久了也不会感到腰部酸疼，长时间站立的话疼痛也大为减轻。

治疗腰肌劳损，还有一个不错的经验方：取威灵仙、五爪龙、乳香、没药各60克，红花、花椆木、透骨草、九龙藤、爬山虎、牛大力、千斤拔各50克，无名异40克。将上药共研为极细末，拌匀装瓶备用。用时取三分之一药粉装入2个布袋内缝好，放入装有2000克水的瓦锅内煮沸20分钟，待药温降至60～70℃，取出药袋敷两侧腰部。10分钟换药袋1次，保持药温，每次40～50分钟，每日1次。药袋用2日换药，用6日为1疗程，肾虚明显者加服壮腰健肾丸。本方治疗慢性腰肌劳损患者72例，治愈63例，好转7例，无效2例。

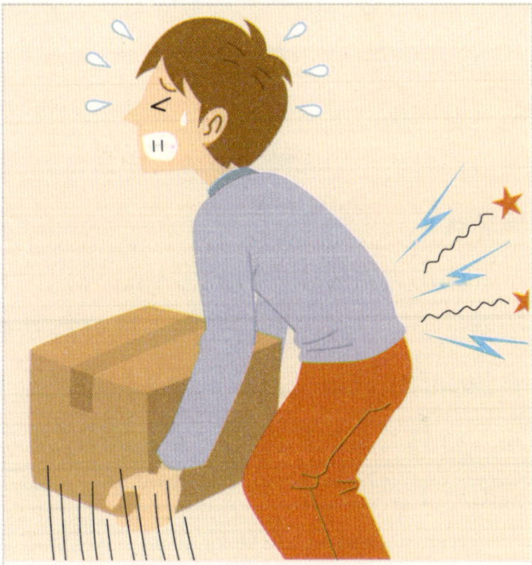

◎过重、过累劳动，常会加重腰肌劳损，要注意劳逸结合。

治疗腰肌劳损关键在于锻炼腰背部肌肉，而锻炼腰背部肌肉最值得推荐的方法就是“大雁式”。采取俯卧位，去枕，然后用力挺胸抬头，双手双脚向空中伸展，犹如大雁在飞。锻炼时，单独一次抬起动作要持续5秒钟，然后放松肌肉，休息3～5秒，此为一个周期。每天早晚各锻炼一次，每次做30个周期，长久坚持，就能起到缓解作用。此外，仰卧床上，去枕，头部用力向后顶床，抬起肩部的动作也能对腰背部肌肉起到锻炼作用。此方法还对感觉颈部肌肉不适的人有好处。

治疗腰肌劳损，最重要的一点是要设法温通腰部瘀滞的血脉、经络。所谓不通则痛，因虚致痛，我们可以利用艾灸显著的温养血脉、舒筋通络的功用，对腰部进行理疗。艾灸防治慢性腰肌劳损的效果非常明显。取得满意防治效果的关键是取对阿是穴。

阿是穴是一种既无固定名称，亦无固定位置，而是以压痛点或是其他反应点作为针灸的施术部位的穴道。取穴时，自己俯卧在床，放松腰部，请人用手指在自己腰部在脊柱和脊柱两侧从上至下逐一按压寻找，如果按到某处自己觉得酸痛异常，即是此穴。灸腰背部自己不易操作，可用市售的灸盒或请人代灸。灸时一定要持续灸一处阿是穴，以灸感扩散到整病痛处为止，最好能灸到周身或腰部微微出汗。如果能灸到这个程度，就会觉得一身轻松，腰部异常温暖舒适。随着治疗的深入，阿是穴的位置是会移动的，每次灸前应注意查找。另外，一个阿是穴消失后，别处可能出现一个新的阿是穴，这种情况特别是在灸过而症状明显缓解后最易出现，要注意及时调整。一般隔日灸一次即可。

还可以利用中药外敷法的方法，分别取当归、防风、牛膝、桂枝、赤芍、羌活、五加皮、威灵仙、艾叶各若干，将这些药物装入布袋中封口，用水煎煮，待温热后直接将布袋外敷于患处。患者可每天敷一次，直至病情好转，也可直接贴腰肌镇痛膏。

利用大蒜来缓解腰肌劳损：可以把大蒜制成大蒜酒，按方法每天喝一点。具体做法是：买来1千克大蒜（最好能是紫皮大蒜）和1瓶米酒。先将一个准备装大蒜酒的玻璃瓶用开水烫过杀菌，并控干水分。再把大蒜剥皮去膜，剥成小蒜瓣儿。将蒜瓣儿放在玻璃瓶里，放入1瓶米酒后密封起来，存放两个月后，大蒜酒就泡成了。

中药研粗粉治疗腰肌劳损：伸筋草、桑枝、桂枝、艾叶各25克，防风20克，鸡血藤、五加皮、宣木瓜、牛膝、赤芍各15克，红花、透骨草各10克。具体方法：上药研粗粉，装入布袋中，加少许大青盐置笼屉上蒸半小时取出，趁热敷于患处。

每次30分钟，每日2次，热敷后可结合按摩治疗。一般治疗后即减轻症状，半月左右酸痛可消失。

鸡血藤白酒浸泡方：

鸡血藤、马鞭草、益母草各30克，葛根、见血飞、熟地黄、赤芍各20克，龙血竭、红花各10克，枸杞子50克，乌药15克，加入普通白酒1500毫升，浸泡1周，待用。每次取上述药液30~50毫升，用温水清洗腰部后，将药液涂擦，并轻揉。每日1~2次，2~3天可有所缓解。

俯卧保健：腰肌劳损患者采取俯卧位，将双上肢反放在背后，然后用力将头胸部和双腿用力挺起离开床面，使身体呈反弓形，坚持至稍感疲劳为止。依此法反复锻炼10分钟左右，每天早晚各一次。如果长期坚持锻炼，可预防和治疗腰肌劳损和低头综合征的发生和发展。

睡硬板床：平卧硬板床是治疗颈椎病和腰椎病的一种常见的辅助治疗手段，主要利用人体重力自然牵引椎体复位的原理。能够起到缓解椎体紧张、神经压迫，减轻疼痛的效果，但这只能作为一种辅助治疗加以使用，并不能完全治愈腰椎间盘突出。

麸皮热敷：用麸皮1.5千克，在铁锅内炒糊后，再加食醋0.25毫升速搅拌均匀后，装入自制布袋内，然后放置在腰痛部位用被子盖好保暖热敷。

针对腰肌劳损的治疗，按摩也是一种有效的方法：①预备式：坐在独凳上，双目平视前方后微微闭合，双脚平放在地板上，与肩同宽或比肩略宽，呼吸调匀，全身放松。②搓擦腰骶部：双手掌分别放在腰部两侧，适当用力从腰部往骶部做搓擦动作30~50次，以腰部有微热感为佳。③拳揉腰骶：两侧双手握拳，将拳头的掌指关节分别放在腰椎两侧，适当用力从腰部往骶部揉按30~50次。④按摩腰部：两侧双手叉腰，将拇指分别放在腰椎两侧，其余四指附着于腰部外侧，然后适当用力从腰部向腹部横行按摩30~50次。⑤拳拍腰骶部：双手握拳，用拳头拍击腰骶部两侧30~50次。⑥团摩脐四周：将一手的掌心放在肚脐上两寸处，另一手掌面重叠在掌背上，然后适当用力沿脐四周做环形按摩30~50圈。

患者在劳动中要注意尽可能变换姿势，纠正习惯性姿势不良。晚上宜睡板床，白天可以宽皮带束腰。患者还应加强腰肌锻炼，以增强腰肌力量，减少腰肌损伤。常用的腰肌锻炼方法有仰卧挺腹、俯卧鱼跃等，可早晚各做5~10次。

对于腰肌劳损的患者来说，平时对腰部进行养护是很重要的：①防止潮湿，寒冷受凉。不要随意睡在潮湿的地方。根据气候的变化，随时增添衣服，出汗及雨淋之后，要及时更换湿衣或擦干身体。天冷时可用电热毯或睡热炕头。②急性腰扭伤应积极治疗，安心休息，防止转成慢性。③做体育运动或剧烈活动时，要提前做好准备活动。④勿弯腰过久，或伏案过低。⑤防止过度劳累。人就像一台机器一样，过度运转或超负荷使用，必然会导致某些部件或整个机器的损害。腰部作为人体运动的中心，过度劳累，必然造成损伤而出现腰痛，因此，在各项工作或劳动中注意有劳有逸。

相关偏方

1.伤筋散：取芫花根、川乌、草乌、威灵仙、穿山甲、樟脑各50克。将前5味药研成粉末，过细筛，再将樟脑研细混合备用。用时每50克药粉加入30克鲜姜捣碎，和匀敷在痛点上，上面盖一纱布，用胶布固定（胶布过敏者可用绷带缠绕），然后在药上敷以热水袋，热度以局部皮肤能耐受为度。若敷药已干可再在纱布上洒以适量热水，以保持湿度。夜间睡眠可不用热敷，48小时取下，按摩局部皮肤，间歇6小时后再重复1次，10天为1疗程，休息3天后行第2疗程。

2.干姜茯苓汤：取干姜、云茯苓各6克，甘草、白术各3克，水煎服，每日1剂，1日2次。

3.骨碎补茶：取骨碎补50克，桂枝15克。将上药同煎煮，代茶饮。

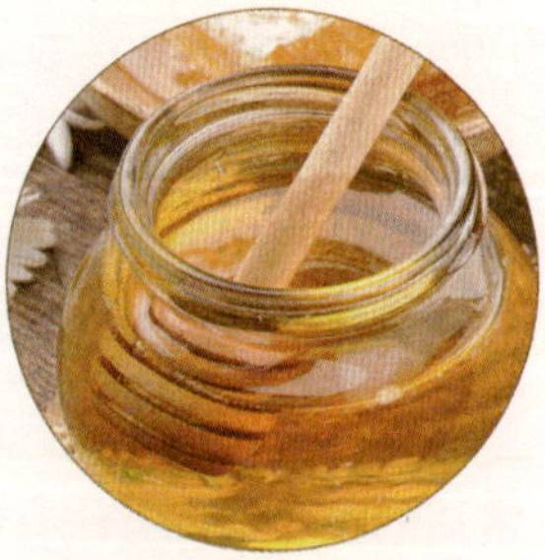

4.蜂蜜姜末酒：取白酒1瓶，蜂蜜1瓶，姜末少许。将酒与蜂蜜按1:1的比例混合在一起，将姜末泡入其中，10天后就可服用，每日喝1小杯。